医療安全

患者の安全を守る看護の基礎力・臨床力

[改訂第2版]

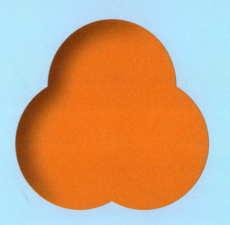

看護学テキスト
Basic & Practice
統合と実践

Gakken

■■■ 編 集

| 小林　美亜 | 山梨大学大学院総合研究部医学域 臨床医学系・特任教授 |

■■■ 執筆者（執筆順）

小林　美亜	前掲
谷口　俊文	千葉大学医学部附属病院 感染症内科・講師
長谷川　剛	上尾中央総合病院・特任副院長
井上智香子	千葉大学医学部附属病院 地域医療連携部・看護師長
廣瀬　昌博	島根大学医学部附属病院・副病院長（安全管理担当） 島根大学医学部附属病院 医療安全管理部・教授 島根大学 医学部 地域医療政策学講座・特任教授
浦松　雅史	東京医科大学 医学部 医療の質・安全管理学分野・准教授 東京医科大学病院 医療安全管理室・副室長
相馬　孝博	千葉大学医学部附属病院 医療安全管理部・教授
長尾　能雅	名古屋大学医学部附属病院・副病院長 名古屋大学医学部附属病院 患者安全推進部・教授
真下　綾子	東海大学 医学部 看護学科 老年看護学・准教授
小島　崇宏	大阪 A&M 法律事務所・医師・弁護士

カバー・本文デザイン：野村里香
DTP：㈱センターメディア
本文イラスト：和久田容代，㈱日本グラフィックス，渡辺富一郎

はじめに

　医療が患者に害をもたらさないようにするためには，医療安全を保証することが重要となります．医療安全の根幹となるのは，安全な医療やケアを提供するための原理・原則の遵守，ノンテクニカルスキル，失敗から学ぶ姿勢，レジリエンス力です．

　医療事故の多くは，ヒューマンエラーにより，引き起こされます．知識や経験，理解などが不足している場合，誤った医療行為から，結果として，意図していなくても患者に害を与えてしまいます．このようなことを防止するためには，理論や根拠を踏まえ，医療安全に対する正しい知識・技術を現場に即した形で習得し，守るべきルールから逸脱しないようにすることが大切です．

　また，医療の安全性を高めるためには，チームワーク，医療者・患者間の円滑なコミュニケーションなどのノンテクニカルスキルが必要不可欠となります．たとえば，個人の限界を知り，必要に応じて声かけを行い，仲間を進んで助けること，危険と感じたときは互いに何でも言い合うことのできるアサーティブ（自分の気持ちや考えを，まっすぐに表現する）なコミュニケーションがとれることなどは，チーム医療における安全の確保において肝要です．

　人は失敗により学習し，成長します．誰も望んで失敗する人はいませんが，失敗がなければ，失敗の防止策を講じることができません．しかし，医療安全においてすでに報告されている同じエラーを自らも体験して学ぶということは，医療の対象者が患者であり，人の命に係ることから，もちろん得策ではありません．そこで，これまでのエラーの事例を通じて，「なぜ，エラーが生じてしまったのか」をよく検討し，「どのようにすれば防げたのか」をしっかり考え，自分の行動に結びつける学習を積み重ねることが必要になります．また，臨床現場において不測の事態に遭遇しても，そのなかで最善の策をとり，被害を最低限にとどめ，迅速に対応するレジリエンス力も求められます．

　本書は，このような視点から体系的に学ぶことができるように構成されています．ステップ1では，基本をおさえるために必要となる医療安全の歴史や概念，最新の知見も含めた医療安全にかかわる考え方や理論，医療安全に関するシステムなどについて，見識を深めることができます．ステップ2では，臨地実習における医療安全を実際にイメージし，根拠を考えながら，看護学生として行うべきことをレビューできます．ステップ3では，事例をとおして，臨地実習では体験したことがない，未知の状況にはどんな危険が潜んでいるのかを知ることにより，リスクを予見し，それに対応する力を身につけることができます．また，過去に出題された看護師国家試験の設問から医療安全への理解を深めることができます．

　看護学生の皆さんには，本書を通じて，臨床現場にスムーズに適応できるよう，医療安全に関心をもち，実学として，患者の安全を守るために必要な知識・技術を学んで欲しいと思います．

　本書は，医療安全を学び直したい看護師の方々にも役立つことでしょう．教育に携わっておられる方々や臨床現場で医療安全対策に携わっておられる方々には，本書を看護学生や新人看護師の医療安全教育に活用していただければ幸いです．

2018年10月

小林美亜

Contents 医療安全［改訂第2版］ 患者の安全を守る看護の基礎力・臨床力

Step 1 医療安全への鍵となる考え方を学ぶ

1 医療安全の歴史と医療，看護を取り巻く状況 ……………………… 小林美亜　2

医療安全に対する関心の高まり　2／医療安全の推進・対策　4／ヒヤリ・ハット事例および医療事故情報などの収集・分析　9／産科医療補償制度　10／医療事故調査制度　11／医療安全にかかわる近年の看護職を取り巻く状況　11

2 医療安全の概念の導入 …………………………………………………… 長谷川 剛　19

医療安全の用語　19／医療安全という概念　22／エラー（失敗）とは何か？　22／リスク（危険）とは何か？　24／ヒューマンエラー　24／重要な法則とモデル　26／医療現場の事例から考える　27

3 医療安全に対する最近の動向・考え方 ………………………………… 長谷川 剛　31

医療安全推進の3つの方向性　31／医療安全推進の最近の方策　32／個人事故と組織事故　38／レジリエンス　39／ギャップアプローチとポジティブアプローチ　40

4 ミスを防ぐための対策 ……………………………………………………… 廣瀬昌博　42

はじめに　42／医療におけるクオリティマネジメントの基本的な考え方　42／各レベルでのミスを防ぐための対策　44／分析手法　49／エビデンスに基づく医療安全　54／おわりに　54

5 医療安全のマネジメント ……………………………………………………… 浦松雅史　57

安全管理体制整備と医療安全文化の醸成　57／医療事故・インシデントレポートの分析と活用　61／多重課題の特徴と対応　64／おわりに　67

6 事故後の対応 …………………………………………………………………… 長尾能雅　70

心構えの重要性　70／医療事故の種類　70／医療事故発生時の初期対応　72／インシデントレポート　74／医療事故の検証や調査への協力　76／公的機関への報告と公表　76／院内関係者への対応　76

Step 2 実習を乗り切るために必要な技術を学ぶ

1 実習における医療安全とは ………………………… 真下綾子，井上智香子，小林美亜　80

実習の目的　80／実習で気をつけなければならないポイント　80

2 体位・姿勢の保持・移動 …………………………… 真下綾子，井上智香子，小林美亜　82

ベッド上での生活が引き起こす危険を考えよう　82／歩行における危険を考えよう　87／車椅子における危険を考えよう　91／トイレにおける危険を考えよう　96

3 療養環境の整備 ……………………………………… 真下綾子，井上智香子，小林美亜　100

ベッド周りの環境整備における危険を考えよう　100／病室環境における危険を考えよう　104

4 保清・整容 …………………………………………… 真下綾子，井上智香子，小林美亜　108

入浴における危険を考えよう　108／口腔ケア・清拭における危険を考えよう　114

5 **医療関連感染（HAI）予防対策** ……………………………井上智香子，小林美亜 120

実習者の健康管理で問題となる事項を考えよう 120／HAIの基本（標準予防策・感染経路別予防策）を知ろう 126

6 **食事・水分の摂取（食事介助）** ………………………………真下綾子，小林美亜 136

食事介助における危険を考えよう 136

7 **個人情報の取り扱い** ……………………………………………真下綾子，小林美亜 144

個人情報の漏洩を考えよう 144／カルテ（診療録および診療諸記録）の取り扱いにおける危険を考えよう 148

8 **身体拘束** ………………………………………………………………………小林美亜 152

9 **患者からのセクシャルハラスメント・暴力** ……………真下綾子，小林美亜 158

10 **インシデント・アクシデント後の学生へのフィードバックと対応**…真下綾子 160

インシデント・アクシデントの報告の目的 160／インシデント・アクシデントの報告へのフィードバック 160

Step 3　看護の現場で起こりうる医療事故を学ぶ

1 **臨床現場における医療安全とは** ………………………………………………小林美亜 168

臨床現場における看護業務とは 168／新人看護師の臨床での実践 168／新人看護師を取り巻く医療現場 169

2 **事例でとらえる チーム医療からみる医療事故** ………小林美亜，長尾能雅 170

- 単位の確認および口頭指示後の確認を怠ったことによる薬剤量間違い 170
- 点滴の準備における知識不足，確認不足 172
- 内服薬処方せんの記載方法における事故・ヒヤリ・ハット 174
- 薬剤の取り違えにおける事故・ヒヤリ・ハット 175
- 多重業務におけるチェック漏れによる人工呼吸器の開始忘れ 178
- 気管チューブの管理における事故・ヒヤリ・ハット 182
- 技術習熟度の確認不足による経鼻栄養チューブ誤挿入 184
- 食事介助中，応援要請を行わないで患者のそばを離れたことによる誤嚥 186
- 特筆すべき事項の報告忘れ 189
- 患者情報が伝達されなかったことによる禁忌薬の処方 192
- 医師の指示からの情報収集におけるアセスメント不足 194
- ルールの逸脱，コミュニケーション不足による患者誤認 196

看護師国家試験過去問題（解答・解説） 198
看護師国家試験出題基準（平成30年版）対照表 204
Index 205

column

抗菌薬使用の適正化の動き　谷口俊文　18／多職種で行うチーム医療①　井上智香子，小林美亜　30／新生児の取り違え　廣瀬昌博　45／医療事故調査制度　廣瀬昌博　46／統計学を用いた転倒・転落の研究　廣瀬昌博　55／医療従事者の不足と医療安全　廣瀬昌博　56／TeamSTEPPS®　相馬孝博，小林美亜　68／患者の私物　真下綾子　86／医療関連感染（HAI）とわが国における感染対策　井上智香子，小林美亜　125／多職種で行うチーム医療②　小林美亜　143／個人情報とは何か？　もう一度確認しよう！　真下綾子　147／個人情報保護において看護学生に求められること　真下綾子　151／ラインやチューブの自己抜去の防止　小林美亜　157／実習中の健康管理　真下綾子　161／ADR（裁判外紛争解決）　小島崇宏　162／看護記録作成時の注意点（医療安全，訴訟の視点から）　小島崇宏　164／多職種で行うチーム医療③　小林美亜　166／個人的エラーを減らすためのヒント　相馬孝博，小林美亜　169／麻薬の管理　小林美亜　171／新オレンジプラン　小林美亜　188

check

M&Mカンファレンス　浦松雅史　61／レジリエンス（Resilience）　浦松雅史　62／歩行に影響を与える主な薬剤　真下綾子　88／輸液ラインの取り扱いのポイント　小林美亜　95／転倒・転落が起こりやすい患者要因　真下綾子　99／滅菌と消毒　小林美亜　130／標準予防策の注意点　井上智香子，小林美亜　131／手指衛生の基本的な考え方　井上智香子，小林美亜　132／無菌操作　小林美亜　133／安全な着用順序・脱衣順序　井上智香子，小林美亜　134／注意が必要な食材　真下綾子　139／食事介助のポイント　小林美亜　142／薬剤事故・輸血事故防止のためのポイント　小林美亜　176／人工呼吸器使用中の観察のポイント　小林美亜　180／チューブ・ライン留置中の観察のポイント　小林美亜　181／経鼻栄養チューブ挿入時のポイント　小林美亜　185／認知症患者対応のポイント　小林美亜　191／疾病における禁忌薬　小林美亜　193／抗凝固療法を行っている患者への指導のポイント　小林美亜　195

本書の特徴と構成

本書は，「概論」「実習」「臨床」と3つのステップによる構成となっており，医療安全について学んだ基礎が実践へと結びつくような構成となっている．

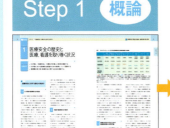

Step 1　概論

医療安全の歴史や現在の動向，概念，事故を防ぐための対策，事故後の対応など，医療安全の基本となる考え方について，ポイントを絞ってわかりやすく解説．

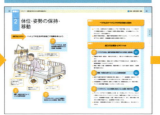

Step 2　実習

実習で実際に行う主なケアについて，
- 起こりうる事故・ヒヤリ・ハット
- 事故が起こってしまう状況・背景
- 実習で気をつけるポイント

の観点から解説．
実習前に事故を起こさない知識を身につける．

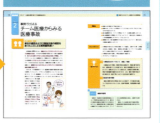

Step 3　臨床

臨床では看護師はどのような状況で働いているのか，多職種で働く実際の現場と，そこに潜んでいる事故の危険をイメージできるよう，事例を用いて解説．

医療安全への鍵となる考え方を学ぶ

Step 1

1. 医療安全の歴史と医療，看護を取り巻く状況
2. 医療安全の概念の導入
3. 医療安全に対する最近の動向・考え方
4. ミスを防ぐための対策
5. 医療安全のマネジメント
6. 事故後の対応

1 医療安全の歴史と医療，看護を取り巻く状況

Step 1-1 学習目標
- わが国に「医療安全」の概念が定着した背景を理解する．
- わが国における医療安全推進のための政策について理解する．
- 看護職を取り巻く医療安全に関する状況を理解する．

医療安全に対する関心の高まり

1 わが国の医療安全の歴史

わが国で医療の安全問題が社会問題として大きく取り上げられるようになったのは，1999（平成11）年に横浜市立大学医学部附属病院（現：横浜市立大学附属病院）で発生した手術患者の取り違え事例がきっかけである．1つの病棟から心臓手術の患者と肺手術の患者が手術室に運ばれ，手術室の入り口で取り違えられてしまった．その結果，異なる術式の手術が行われてしまったのである．多くの看護師や医師が「おかしいな」と思い，何回か確認の努力があったにもかかわらず，誤った手術が実施されてしまった．この事例以後，わが国では医療事故の問題が大きな話題となり，『医療安全』という概念が着目されるようになった．

同じ年に東京都立広尾病院において，ヘパリン加生理食塩水と外用消毒薬のヒビテン®の取り違え事例が発生している．血管内に入れるヘパリン加生理食塩水と身体の外で使用し血管内に入れてはならないヒビテン®を準備するときに，注射器に間違ったラベルを貼りつけてしまったため，「ヘパリン生食」と書かれているにもかかわらず内容がヒビテン®の注射器が患者のベッドサイドに置かれてしまった．患者に呼ばれてベッドサイドに行った看護師は，ラベルを信じて血管内に入れてはならない薬物を静脈内注射してしまい，その結果患者は死亡した．これ以後もいくつかの医療事故が大きく報道されている．

2 米国の医療安全の歴史

米国でも医療事故への関心は高く，1999年に『人は誰でも間違える（To Err is Human）』[1]という報告書が出版された．この報告書では米国の医学研究所（Institute of Medicine）が医療事故について研究し，より安全なヘルスケアシステム構築のための方策を提案している．また，より安全な医療システムをつくり上げるために，航空や原子力などのハイリスク産業に学ぶことを推奨す

表1　カルテレビューによる有害事象発生頻度調査の結果

	米国ニューヨーク	米国ユタ・コロラド	オーストラリア	ニュージーランド	デンマーク	英国	カナダ	日本
調査年	1984	1992	1992	1998	1998	1999-2000	2000-2001	2002-2003
カルテ数	30,195	14,565	14,655	6,579	1,097	1,014	3,745	4,389
有害事象率	3.7%	5.4% 3.2%	16.6% 10.6%	12.9%	9.0%	10.8%	10.7% 6.8%	6.8%
死亡	13.6%	6.6%	4.9%	15.0%	17.0%	8.2%	15.7%	4.0%
予防可能性が高い			51.0%	35.0%	40.4%	48.2%	41.6%	31.3%

＊上段は，医療との因果関係が低い症例も含めた場合．下段は，医療との因果関係が高い症例に限定した場合．
有害事象の判定基準は，調査を実施した国によって相違がある．日本の調査ではカナダの有害事象の判定基準を用いて有害事象発生率を算出している．その理由として，カナダでは把握した事象の概要とその予防可能性に関する判定結果が公表されており，判定基準をそろえることができたことなどが挙げられる．その結果，日本の調査結果とカナダの調査結果はほぼ近い値となっている．
文献2)3)をもとに作成

るとともに，医療現場での具体的な方策も提案している．

そこでは米国のカルテレビューの研究をもとに，医療上のエラーで年間44,000名から98,000名の患者が死亡している（推計値）ことも示し，これは乳がんの年間死亡数や交通事故での死亡数よりも多いということでマスコミに多く取り上げられることとなった．この医療上のエラーは，過失の有無は問わず，「患者への意図せぬ傷害や合併症で，一時的または恒久的な障害を生じ，疾病の経過ではなく医療との因果関係が認められるもの」である有害事象を意味している[2]．米国以外にも，わが国をはじめとしたさまざまな国で有害事象を把握するためのカルテレビューが行われている（**表1**）[2)3)]．

3　患者の安全を守るための医療関係者の共同行動

このようななかで，厚生労働省は2001（平成13）年3月を"患者安全推進年"と定め，「患者の安全を守るための医療関係者の共同行動（Patient Safety Action：PSA）」の推進を開始した[4]．PSAは，「患者の安全を守ることを旨として，さらに幅広い医療関係者の参画の下に，体系的かつ広範な取り組みを推進」することを趣旨としている．

具体的な取り組みには，①中長期的かつ体系的な医療安全対策の全体構想の構築，②医療安全対策を効果的に推進するための組織体制の整備，③医療安全対策の推進（医療安全に関する研究の推進〈インシデント事例の分析，改善方策の策定など〉，教育，研修の充実〈臨床研修，実務研修の内容充実など〉，医薬品，医療用具などのインシデント事例の収集およびそれに基づく安全性の確保など），④医療関係者の意識向上と国民への広報，といった活動が含められた[4]．

また2001（平成13）年度から，11月25日を含む1週間を「医療安全推進週間」と位置づけ，医療の安全に向けたさまざまな事業を実施している．現在，医療安全推進週間の期間を中心として，行政機関，医療関係団体，医療機関，製造団体などが，医療安全の保証

表2　医療安全推進総合対策の方針

❶ **医療の安全と信頼を高める**
- 医療の安全と信頼を高めるためには、患者が医療従事者との十分な対話のうえで納得して医療を受けられる、患者が医療に参加できる環境をつくり上げることが不可欠である

❷ **医療安全対策を医療システム全体の問題としてとらえる**
- 医療事故やヒヤリ・ハット事例は、「人」「物」「組織・施設」に由来する要因が相互に関連しながら起こっていることから、要因ごとに安全対策を講じるとともに、医療安全対策を医療システム全体の問題としてとらえることが不可欠である

❸ **医療安全対策のための環境を整備する**
- 患者の安全を最優先とする「安全文化」を醸成し、関係者全員が積極的に医療安全対策に取り組むとともに、「人は誰でも過ちを犯すものである」との認識の下、過ちが起きにくく、過ちが起きても重大な結果を招きにくい医療環境を整備することが重要である

文献6)より引用

に向けて、研修やシンポジウムを開催するなど、さまざまな取り組みを行っている。

医療安全の推進・対策

厚生労働省では、2001（平成13）年4月より、医療安全推進のための企画・立案などを行うために、医政局総務課に「医療安全推進室」を設置した。また、医薬局（現、医薬食品局）安全対策課に「安全使用推進室」も設置された。さらに、医療安全対策の企画・立案および関連事項に関する審議を行い、医療安全の推進を図ることを目的として、医療安全の専門家や有識者らによる「医療安全対策検討会議」も発足させた。

1 医療安全推進総合対策

2002（平成14）年4月には、この医療安全対策検討会議により、「医療安全推進総合対策―医療事故を未然に防止するために―」が策定された[5]。この基本方針では、医療安全対策は医療政策の最重要課題として位置づけられている（**表2**）[6]。

そのなかでは、「患者との情報共有を推進し、医療者と患者の信頼関係の醸成につなげること」「医療安全を高める視点として、過ちが発生した場合、個人を責めるのではなく、その原因を究明し、組織的に防止対策を立案し、取り組んでいくこと」が強調されている。

「医療安全推進総合対策」では、医療安全の確保にあたって対策を要する4つの分野が挙げられている（**表3**）[5]。これらは、医療安全を推進していくうえでの礎となっており、医療法の改定や診療報酬による評価などの施策を通じて、実現化が図られている。

なお、「医療安全対策検討会議」では、医療安全対策の検討に際し、主要な用語の概念整理を行っている（**表4**）[5]。しかし、用語の概念は、厚生労働省、医療関係団体などによって相違がある。たとえば、医療事故の定義は、「医療との因果関係の有無（患者が自分の不注意で転倒してしまったように、医療行為とは直接関係しない場合も含めるかどうか）」「含める対象（患者だけに限定するか、それとも医療従事者を含めるかどうか）」「過失の有無（過失があるものに限定するか、そ

表3　医療安全の対策分野と取り組み課題

❶医療機関における安全対策
- 医療機関における適正な安全管理体制
- 安全対策のための人員の活用
- 標準化などの推進と継続的な改善
- 医療機関における医薬品・医療用具などの安全管理
- 作業環境・療養環境の整備
- 医療機関における信頼の確保のための取り組み

❷医薬品・医療用具などにかかわる安全性の向上
- 医薬品における取り組み
- 医療用具における取り組み

❸医療安全に関する教育研修
- 卒業前・卒業後の教育研修の役割分担と連携
- 教育研修内容の明確化と国家試験出題基準などでの位置づけ
- 医療機関の管理者および医療安全管理者に対する研修
- 効果的な教育研修を進めるための方策

❹医療安全を推進するための環境整備など
- ヒヤリ・ハット事例の収集・分析・結果の還元など
- 科学的根拠に基づく医療安全対策の推進
- 第三者評価の推進
- 患者の苦情や相談などに対応するための体制の整備
- 関係者を挙げての医療の安全性向上のための取り組み

文献5)をもとに作成

れとも過失の有無を問わずとするか)」の観点から相違がみられる．したがって，院内における医療事故などの報告制度の推進や医療安全にかかわる用語の共通理解のために，実習病院や勤務先の各用語の定義を確認することが必要である．

2　医療法，薬事法

2002（平成14）年の医療法施行規則において，病院や有床診療所に安全管理体制を確保することが義務づけられた(**表5**)[7]．また，特定機能病院や臨床研修病院は，医療機関内に安全管理を担う医療安全管理者を配置することとし，特定機能病院では，専従の医療安全管理者を配置することや「医療にかかわる安全管理部門（安全管理部門）」(**表6**)を設置することなどが義務づけられた[8]．なお，現在安全管理者は，リスクマネジャー，医療安全管理者，セーフティマネジャーなど，さまざまな呼称が用いられているが，一般的にこれらは同義である．

さらに，良質な医療を提供する体制の確立を図ることを目的とし，2006（平成18）年に医療法および薬事法の一部が改正され2007〈（平成19）年4月施行〉，すべての医療機関および薬局は，①医療の安全管理体制の確保，②院内感染防止体制の確保，③医薬品にかかわる安全使用および安全管理体制の確保，④医療機器にかかわる安全使用および安全管理体制の確保を行うことが義務づけられた[9]．これを受け，わが国の医療安全管理

表4　医療安全対策検討会議における概念と用語の定義

医療におけるリスクマネジメント
- リスクマネジメントの手法は，1970年代に米国で医療分野へ導入され，その後，欧州などにも広がっている．導入当初は，補償や損害賠償による経済的打撃を減らすことに重点が置かれていたが，近年では，医療に内在する不可避なリスクを管理し，いかに患者の安全を確保するか，ということに重点が移ってきている
- 医療の現場においては，診療を提供する医療機関側と，診療を受ける患者側が医療に常に内在する不可避なリスクについて，相互に十分に理解することが不可欠である
- 「リスクマネジメント」は，「医療安全管理」と同義として用いる

アクシデント
- 「アクシデント」は通常，医療事故に相当する用語として用いる．医療事故とは，医療にかかわる場所で医療の全過程において発生する人身事故一切を包含し，医療従事者が被害者である場合や廊下で転倒した場合なども含む．この同義として「事故」を用いる

インシデント
- 「インシデント」は，日常診療の場で，誤った医療行為などが患者に実施される前に発見されたもの，あるいは，誤った医療行為などが実施されたが，結果として患者に影響を及ぼすにいたらなかったものをいう．この同義として「ヒヤリ・ハット」を用いる

医療過誤
- 医療過誤は，医療事故の発生の原因に，医療機関・医療従事者に過失があるものをいう

文献5）より引用

表5　安全体制の確保

1. 医療にかかわる安全管理のための指針を整備する
2. 医療にかかわる安全管理のための委員会（安全管理委員会）を設置し，開催する
3. 医療にかかわる安全管理のための職員研修を開催する
4. 自医療機関内における事故報告などの医療にかかわる安全の確保を目的とした改善のための方策を講じる

表6　安全管理部門の業務

1. 安全管理委員会で用いられる資料および議事録の作成および保存，その他安全管理委員会の庶務に関すること
2. 事故などに関する診療録や看護記録などへの記載が正確かつ十分になされていることの確認を行うとともに，必要な指導を行うこと
3. 患者や家族への説明など事故発生時の対応状況について確認を行うとともに，必要な指導を行うこと
4. 事故などの原因究明が適切に実施されていることを確認するとともに，必要な指導を行うこと
5. 医療安全にかかわる連絡調整に関すること
6. 医療安全対策の推進に関すること

文献8）より引用

体制の整備はいっそう進むようになった．

現在，日本全国で380か所以上の医療安全支援センターが設置されており，医療に関する苦情・心配や相談に対応するとともに，医療機関，患者・住民に対して，医療安全に関する助言および情報提供などを行っている[10]．

2015（平成27）年10月1日からは，医療法の改正に盛り込まれた医療事故調査制度が施行されている．この制度は，民間の第三者機関（医療事故調査・支援センター）が，医療事故が発生した医療機関において院内調査を実施し，その調査報告を収集・分析することを通じて，再発防止につなげるというものである．医療事故の責任追及ではなく，再発防止を目的としている．

医療事故調査制度では，①すべての病院，診療所（歯科を含む）または助産所に勤務する医療従事者が提供した医療に起因する（または起因すると疑われる）死亡または死産，②医療機関の管理者が当該死亡または死産を予期しなかったものを医療事故と定義し，対象としている．

3 診療報酬における医療安全対策にかかわる評価

a 医療安全対策加算

診療報酬上で医療安全の取り組みが評価されるようになったのは，2006（平成18）年度の改定からである．診療報酬とは，公定価格に基づいて医療機関が提供した医療（治療や検査など）の対価として受け取る報酬である．1点10円として換算される．

通常，診療報酬は，2年に1回，改定が行われる．2006（平成18）年度の改定では，患者に対し，安全で効果的な入院医療の提供をいっそう促進させる観点から，急性期医療の高度化・複雑化に対応できる医療安全対策の実施体制を評価するための「医療安全対策加算」が新設された．

現在，医療機関が医療安全対策加算を取得するためには，医療安全対策にかかわる専門の教育を受けた看護師，薬剤師などを医療安全管理者として専従で配置することに加え，①医療安全管理部門を設置していること，②医療安全管理部門の業務指針および医療安全管理者の具体的な業務内容が整備されていること，③医療安全管理部門に診療部門，薬剤部門，看護部門，事務部門などのすべての部門の専任の職員が配置されていること，④医療安全管理者が，医療安全管理対策委員会と連携し，より実効性のある医療安全対策を実施できる体制が整備されていることなどの要件を満たす必要がある．

医療安全対策が診療報酬の評価対象となったことにより，特定機能病院や臨床研修病院以外でも専従の医療安全管理者が配置されるようになり，医療安全対策の整備がさらに促進された．医療安全対策加算の新設時は入院患者1名に対し，入院初日に50点（500円）が算定できる報酬であったが，2012（平成24）年度の診療報酬改定では85点（850円）まで引き上げられている．また，専従でなくても，専任の医療安全管理者を配置することで算定できる医療安全対策加算2が創設された．医療安全対策加算2は，入院初日に30点（300円）が算定できる．

b 医療安全対策地域連携加算

2018（平成30）年度の診療報酬改定において，特定機能病院以外の保険医療機関を対象とした医療安全対策地域連携加算が新設された．医療安全対策地域連携加算1の50点（500円）を算定するためには，専任の医師

表7　感染防止対策加算1

❶ 専任の院内感染管理者が配置されており，感染防止にかかわる部門を設置していること
❷ 感染症対策に3年以上の経験を有する専任の常勤医師，5年以上感染管理に従事した経験を有し，感染管理にかかわる適切な研修を修了した専任の看護師（医師または看護師のうち1名は専従），3年以上の病院勤務経験をもつ感染防止対策にかかわる専任の薬剤師，3年以上の病院勤務経験をもつ専任の臨床検査技師からなる感染制御チームを組織し，感染防止にかかわる日常業務を行うこと
❸ 年4回程度，感染防止対策加算2を算定する医療機関と合同の感染防止対策に関する取り組みを話し合うカンファレンスを開催していること
❹ 感染防止対策加算2を算定する医療機関から必要時に院内感染対策に関する相談を受けていること

表8　感染防止対策加算2

❶ 一般病床の病床数が300床以下の医療機関であることを標準とする．
❷ 専任の院内感染管理者が配置されており，感染防止にかかわる部門を設置していること
❸ 感染症対策に3年以上の経験を有する専任の常勤医師，5年以上感染管理に従事した経験を有する専任の看護師（医師，看護師とも専任で差し支えない），3年以上の病院勤務経験をもつ感染防止対策にかかわる専任の薬剤師，3年以上の病院勤務経験をもつ専任の臨床検査技師からなる感染制御チームを組織し，感染防止にかかわる日常業務を行うこと
❹ 年に4回程度，感染防止対策加算1を算定する医療機関が開催する感染防止対策に関するカンファレンスに参加していること

の配置などに加え，医療安全対策加算1あるいは2を算定しているほかの保険医療機関と連携し，少なくとも年1回程度，いずれかのその連携保険医療機関におもむいて，医療安全対策に関する評価を実施し，当該保険医療機関にその内容を報告する必要がある．また，少なくとも年1回程度，その連携保険医療機関から評価を受けることも必要となっている．

医療安全対策地域連携加算2は，20点（200円）となり，医療安全対策加算1の算定保険医療機関と連携し，少なくとも年1回程度，当該加算で連携している，いずれかの保険医療機関から医療安全対策に関する評価を受けなければならない．

c 感染防止対策加算

2011（平成23）年度まで，感染防止対策については，医療安全対策加算に含める形で診療報酬上の評価が行われてきた．しかし，2012（平成24）年の診療報酬改定では，感染防止対策を独立させ，感染防止対策加算が新設された．これは，多職種から成る感染制御チーム（infection control team：ICT）による感染防止対策への取り組みを評価したものである．

感染防止対策の評価は「1」（**表7**）と「2」（**表8**）に分かれており，「2」はICTの人員要件を緩和したものとなっている．入院患者1名に対し入院初日に，感染防止対策加算1は390点（3,900円），感染防止対策加算2では90点（900円）が算定できる．また，感染防止対策加算1を算定する医療機関同士が連携して，年に1回程度，互いの医療機関におもむいて，相互に感染防止に関する評価を行った場合には，感染防止対策地域連携加算が算定できる．この加算では，入院患者1

名に対し入院初日に100点（1,000円）が算定できる．

2018（平成30）年の診療報酬改定では，院内に抗菌薬適正使用支援のチームを設置し，感染症治療の早期モニタリングとフィードバック，微生物検査・臨床検査の利用の適正化，抗菌薬適正使用に関する評価，抗菌薬適正使用の教育・啓発などを行うことによる抗菌薬の適正な使用の推進を行うことで算定できる抗菌薬適正使用支援加算100点（1,000円）が新設された．抗菌薬適正使用支援チーム（antimicrobial stewardship team：AST）には，①感染症の診療について3年以上の経験を有する専任の常勤医師，②5年以上感染管理に従事した経験を有し，感染管理に係る適切な研修を修了した専任の看護師，③3年以上の病院勤務経験を持つ感染症診療にかかわる専任の薬剤師，④3年以上の病院勤務経験を持つ微生物検査にかかわる専任の臨床検査技師（①～④のうち，1名は専従）の構成員が必要となる．

ヒヤリ・ハット事例および医療事故情報などの収集・分析

医療事故の発生予防・再発防止のために，医療機関などから幅広く事故などの事案に関する情報を収集し，これらを総合的に分析したうえで，その結果を医療機関などに広く情報提供していくことを目的とし，医療事故情報収集などの事業が行われている．

この事業は，①医療事故情報収集・分析・提供事業，②ヒヤリ・ハット事例収集・分析・提供事業，③医療安全情報提供事業を柱とし，公益財団法人日本医療機能評価機構（以下，日本医療機能評価機構）によって実施されている[11]．報告された情報は，医療安全にかかわる専門家によって分析が行われている．

表9　報告機関

❶報告義務医療機関
・国立研究開発法人および国立ハンセン病療養所
・独立行政法人国立病院機構の開設する病院
・学校教育法に基づく大学の附属施設である病院（病院分院を除く）
・特定機能病院

❷参加登録申請医療機関
・事業参加を希望する医療機関

文献11）より引用

日本医療機能評価機構では，報告義務対象医療機関，参加登録申請医療機関および情報提供を希望した病院を対象とし，この分析結果に基づいた医療安全にかかわる情報を，月1回程度ファックスで提供している．また，報告書，年報および医療安全情報として取りまとめ，日本医療機能評価機構のホームページへの掲載などを通じて，広く社会に公表している．報告書や年報を通じて，わが国における医療事故やヒヤリ・ハット事例の発生状況，発生要因などを把握することができる．

1 医療事故情報収集・分析・提供事業

医療事故情報収集・分析・提供事業では，「報告義務がある医療機関」と「参加登録申請医療機関（**表9**）」から報告された医療事故情報などを対象として，収集・分析を行っている．報告機関は，医療事故情報などを定義（**表10**）に基づき日本医療機能評価機構に提供する．

2 ヒヤリ・ハット事例収集・分析・提供事業

ヒヤリ・ハット事例収集・分析・提供事業では，参加登録申請医療機関（参加を希望す

表10　医療事故などとして報告する情報の範囲

❶ 誤った医療または管理を行ったことが明らかであり，その行った医療または管理に起因して，患者が死亡し，もしくは患者に心身の障害が残った事例．または予期しなかった，もしくは予期していたものを上回る処置，その他の治療を要した事例
❷ 誤った医療または管理を行ったことは明らかでないが，行った医療または管理に起因して，患者が死亡し，もしくは患者に心身の障害が残った事例．または予期しなかった，もしくは予期していたものを上回る処置，その他の治療を要した事例（行った医療または管理に起因すると疑われるものを含み，当該事例の発生を予期しなかったものに限る）
❸ 前2号に掲げるもののほか，医療機関内における医療事故の発生の予防および再発の防止に資する事例

文献11）より引用

表11　ヒヤリ・ハット事例として報告する情報の範囲

❶ 医療に誤りがあったが，患者に実施される前に発見された事例
❷ 誤った医療が実施されたが，患者への影響が認められなかった事例，または軽微な処置・治療を要した事例．ただし，軽微な処置・治療とは，消毒，湿布，鎮痛剤投与等とする．
❸ 誤った医療が実施されたが，患者への影響が不明な事例

文献11）より引用

る医療機関）を対象とし，提供されたヒヤリ・ハット事例などを収集・分析し，医療安全対策のいっそうの推進を図っている．参加登録申請医療機関は，ヒヤリ・ハット事例の定義（**表11**）に基づいて，その情報を日本医療機能評価機構に提供する．

産科医療補償制度

　産科医療補償制度は，分娩に関連して発症した重度脳性麻痺児に対する補償の機能と脳性麻痺の原因分析・再発防止の機能をあわせもつ制度として創設され，2009（平成21）年1月より開始された[12]．

　当該制度では，①分娩に関連して発症した重度脳性麻痺児およびその家族の経済的負担をすみやかに補償すること，②脳性麻痺発症の原因分析を行い，将来の脳性麻痺の発症の防止に資する情報を提供すること，③①や②によって，紛争の防止・早期解決および産科医療の質の向上を図ることを目的としている．

　産科医療補償制度は日本医療機能評価機構によって運営されている．産科医療補償制度に加入している分娩機関で，出生体重が2,000g以上かつ在胎週数33週以上で出生した児において，身体障害者等級の1級または2級に相当する重度脳性麻痺が発生した場合，補償対象となる（先天性の要因などについては補償対象外）[13]．2015（平成27）年1月1日以降に出生した児においては，対象が拡大され，出生体重1,400g以上かつ在胎週数32週以上，または在胎週数28週以上となった．

　なお，出生体重・在胎週数の基準を下回る場合でも，在胎週数28週以上の児については，所定の要件に該当する状態で出生していれば，分娩に関連して発症した脳性麻痺に該当するか否かという観点から個別審査が行われる[13]．

この制度では，2018（平成30）年現在，1分娩（胎児）あたり16,500円の掛金を負担することが必要となっている〈なお，2009年1月1日から2014年12月31日までに出生した子どもの場合は30,500円／1分娩（胎児）である〉[13]．このため，産科医療補償制度への加入が進むように，2009（平成21）年1月から健康保険から給付される出産育児一時金を3万円引き上げ，この掛金の捻出が図られるようなはたらきかけが行われた．

この制度の補償が適用となった場合，補償対象と認定された児に対し，看護・介護の費用として，一時金600万円と分割金が20年にわたり2,400万円(120万円／年)，総額3,000万円が支払われるしくみとなっている[13]．

現在のところ，無過失補償の対象は重度脳性麻痺児だけであるが，患者・家族（遺族）の救済および医療関係者の負担軽減の観点から，2011（平成23）年8月に「医療の質の向上に資する無過失補償制度等のあり方に関する検討会」が設置され，医療の質の向上に資する無過失補償制度のあり方や課題について，幅広く検討が行われている．

医療事故調査制度[14]

医療介護総合確保推進法による医療法の改正に伴い医療事故調査制度が成立し2014〈（平成26）年6月18日〉，2015（平成27）年10月1日より施行されている．

医療事故調査制度は，医療安全の確保に向け，医療事故の再発防止を行うことを目的としている．この制度では，医療事故が発生した際に，医療機関はまず遺族に説明を行い，その後に医療事故調査・支援センターに報告し，すみやかに院内事故調査を行うこととされている．

院内事故調査は，調査の過程において匿名性の確保に配慮し，以下の事項について必要な範囲で情報の収集・整理を行う．
①診療録その他の診療に関する記録の確認（例：カルテ，画像，検査結果など）
②当該医療従事者のヒアリング
③その他の関係者からのヒアリング（必要に応じて遺族からのヒアリング）
④医薬品，医療機器，設備などの確認
⑤解剖または死亡時画像診断（Ai）（解剖またはAiの実施前に，どの程度死亡の原因を医学的に判断できているか）
⑥血液，尿などの検体の分析・保存の必要性を考慮

院内事故調査の実施において，医療機関は医療事故調査・支援センターに必要な支援を求め，原則として外部の医療の専門家の支援を受けながら調査を行う．院内事故調査の結果は遺族に説明するとともに，医療事故調査・支援センターに報告する．医療事故調査・支援センターではその調査結果を分析し，再発防止につなげる．

また，医療機関が「医療事故」として医療事故調査・支援センターに報告した事案については，遺族あるいは医療機関が同センターに調査を依頼することにより，同センターによる調査を行うことができる．この調査結果は，医療機関と遺族に報告される．

医療安全にかかわる近年の看護職を取り巻く状況

1 看護職が関与した医療事故

医療事故情報収集等事業による医療事故報

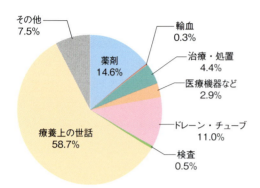

図1　職種経験1年未満の看護師・准看護師の事例
文献15）より引用

表12　医療事故の概要

事故の概要	職種経験1年未満の看護師・准看護師の事例		[参考1]職種経験1年以上の看護師・准看護師の事例[※1]		[参考2]平成25年1〜12月の全職種の事例[※2]	
	件数	%	件数	%	件数	%
薬剤	86	14.6	594	7.7	233	7.6
輸血	2	0.3	22	0.3	10	0.3
治療・処置	26	4.4	355	4.6	818	26.8
医療機器等	17	2.9	186	2.4	72	2.4
ドレーン・チューブ	65	11.0	657	8.5	197	6.5
検査	3	0.5	103	1.3	161	5.3
療養上の世話	346	58.7	5,009	64.5	1,137	37.3
その他	44	7.5	836	10.8	421	13.8
合計	589	100.0	7,762	100.0	3,049	100.0

※1　2010（平成22）年1月1日〜2014（平成26）年12月31日に報告された当事者1または2に職種経験年数1年以上の看護師・准看護師を含む事例
※2　2013（平成25）年年報　140頁　図表Ⅱ-2-38から抜粋
※割合については，小数点第2位を四捨五入したものであり，合計が100.0にならないことがある．
文献15）より引用

告において，看護師が当事者である事例は多く報告されている．そのなかで，職種経験1年未満の看護師または准看護師では，知識不足や経験不足から起こった事例が報告されている[15]．

2013（平成25）年に報告された全職種の事例概要においては，「療養上の世話」に次いで，「治療・処置」の事例が多く報告されている一方で，新人看護師の事例の概要では，「療養上の世話」の事例が占める割合が高く，次いで「薬剤」の事例，「ドレーン・チューブ」の事例となっていた（**図1**，**表12**）[15]．

新人看護師・新人准看護師に関する医療事故事例の内容，背景，対策については，医療事故情報収集等事業の第37～40回報告書で紹介されている[16)～19)]．これらの起こりやすい事例から学び，医療事故の防止に努めることが重要である．

2 看護職が行う医療行為の拡大

かつて，看護師が静脈内注射を行うことは，診療の補助行為の範疇を超えているとされ，看護業務として認められていなかった〈1951（昭和26）年厚生省（現，厚生労働省）通達〉．しかし，看護教育の高等化による教育水準の向上を背景に，厚生労働省医政局通知〈2002（平成14）年9月30日付〉により，看護師らが行う静脈内注射は，保健師助産師看護師法第5条の診療の補助行為の範疇として，行政解釈が変更された[20)]．

しかし，看護師が関与した静脈内注射に関する医療事故は，現在も報告されつづけている．近年，看護師が行うことができる医行為の拡大について議論が行われており，より高度な知識や技術の習得が要求されるようになってきている．看護基礎教育や新人研修を通じて，患者の安全を確保できる看護技術を習得することは，看護職にとって重要な課題となっている．

実際に，2009（平成21）年7月の保健師助産師看護師法および看護師等の人材確保の促進に関する法律の改正により，2010（平成22）年4月1日から新たに業務に従事する看護職員の臨床研修などが努力義務とされた．厚生労働省は，2011（平成23）年2月に「新人看護職員研修ガイドライン」を策定し，2014（平成26）年2月には改訂版を公表している[21)]．新人看護職員研修は，新人

表13　行政処分の対象となる事項

① 身分法（保健師助産師看護師法，医師法等）違反
② 麻薬及び向精神薬取締法違反，覚せい剤取締法違反及び大麻取締法違反
③ 殺人及び傷害
④ 業務上過失致死傷（医療過誤）
⑤ 業務上過失致死傷（交通事犯）
⑥ 危険運転致死傷
⑦ わいせつ行為等（性犯罪）
⑧ 詐欺・窃盗

看護職員の臨床実践能力を高めることを目的としている．積極的に自ら進んで研修に参加する姿勢をもち，自己の能力の開発と知識・技術の向上に努めることが求められる．

3 看護職に問われる法的責任

a 行政処分

保健師助産師看護師法第14条には，看護職（保健師，助産師，看護師，准看護師）の行政処分について規定されている．

看護職が**表13**に示した事項に該当する場合，本人から内容などを聴取した後，諮問機関が看護倫理の観点からその適正などを問い，保健師，助産師，看護師は厚生労働大臣が，准看護師は都道府県知事が，①戒告，②3年以内の業務の停止，③免許の取り消し，のいずれかの行政処分とするかを決定する[22)]．

b 再教育研修

2006（平成18）年の「良質な医療を提供する体制の確立を図るための医療法等の一部を改正する法律」において，「保健師助産師看護師法」の一部改正が行われた．この改正では，安心，安全な医療の提供，国民の医療

表14　再教育研修

行政処分の内容・程度	研修の内容
戒告処分を受けた看護職	集合研修
業務停止1年未満の処分を受けた看護職	集合研修および個別研修または集合研修および課題研修
業務停止1年以上の処分を受けた保健師らおよび取り消し処分後に手続きを経て看護職の再免許を受けようとする者	集合研修および個別研修

に対する信頼を確保するために，行政処分を受けた看護職に対して，行政処分の内容や程度によって，再教育研修を実施することが規定された（**表14**）[23]．

2008（平成20）年4月1日以降に行政処分を受けた者は，再教育研修を受講しなければ（保健師助産師看護師法第15条の2），業務復帰あるいは再免許を得ることができなくなった．さらに，再教育を受講しなかった場合には，50万円以下の罰金の対象になった（保健師助産師看護師法第45条）[23]．また，再教育研修未修了の助産師は助産所の管理者になることができないことも規定された（医療法第7条）．

これまで，業務上過失致死傷（医療過誤）に該当するものとして，カリウム製剤の側管注や異型輸血などで，医師の誤った指示に従って実施した看護師らも業務停止の行政処分を受けている[24]．行政処分では，医療処置や薬剤の投与に関する指示を出したのが医師であっても，その指示を実際に遂行するか否かの看護職の意思決定の責任についても問われる．医師の指示の適切性を判断できる力が看護職には必要不可欠となっている．

4　労働環境

看護職を取り巻く過酷な労働条件や労働環境が，患者の安全を脅かしている実態が多く報告されている．

a　疲労

2008（平成20）年に公益社団法人日本看護協会（以下，日本看護協会）が実施した「時間外労働，夜勤・交代制勤務等緊急実態調査」では，疲労自覚項目数が多い者ほど，「業務中に事故を起こすのではないかと不安になることがいつもある」と回答する比率が高く（**図2**），疲労と医療事故の不安とのあいだに強い関連があることが示されている[25]．

b　勤務体制

勤務体制では，「日勤―夜勤」のシフトがある医療機関の回答者の64.3％が2010（平成22）年11月の1か月間にヒヤリ・ハットを体験しており，このシフトがない回答者の49.9％よりも，14.4％高くなっていたことが報告されている[26]．

労働科学の研究では，夜中から明け方にかけての時間帯では，人間の作業能力が極端に落ち，酒気帯び状態で同じ作業をさせた場合よりも劣る，といった危険な状態であることが実証されている[27][28]．

また，長時間の勤務と夜勤によって，事故を起こすリスクが高くなることも示されている[29]．具体的には，週40時間労働（8時間

1 医療安全の歴史と医療，看護を取り巻く状況　15

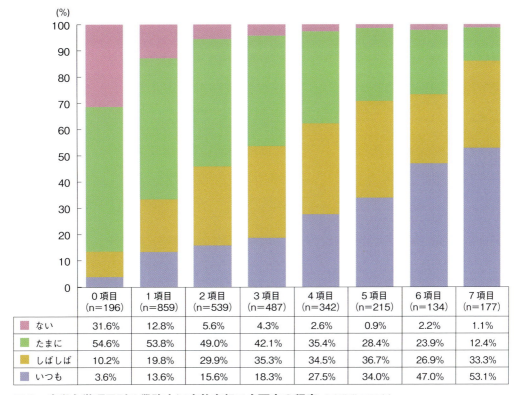

図2　疲労自覚項目別の業務中に事故を起こす不安の程度（看護職員調査）
疲労自覚に該当する項目が0であっても，業務中に事故を起こす不安をたまに感じる者が5割以上を占めている．該当項目が7つ以上の場合には，その不安を「いつも」感じる者が5割以上を占めている．
*疲労自覚項目は，厚生労働省「労働者の疲労蓄積度自己診断チェックリスト」13項目中の7項目：「1. 朝起きたとき，ぐったりした疲れを感じる」「2. 以前と比べて疲れやすい」「3. へとへとだ」「4. やる気が出ない」「5. ゆううつだ」「6. いらいらする」「7. 物事に集中できない」
文献25)より引用

日勤×週5回）を基準とした場合，この基準と比較し，8時間の日勤が週6回ではリスクが3％増加する．一方，8時間の夜勤が週6回ではリスクが41％，さらに12時間の夜勤が週4回ではリスクが55％まで増加する．

わが国の三交代勤務では，日勤後に数時間をあけて深夜勤に入る「日勤—深夜勤」シフトや，準夜勤後に数時間をあけて日勤に入る「準夜勤—日勤」シフトが組まれている実態がある[26]．二交代勤務の夜勤においても，勤務中に十分な仮眠や休憩をとることなく，16～18時間に及ぶ長時間勤務も行われている[26]．

c　看護職の夜勤・交代制勤務に関するガイドライン

「看護職の安全」や「患者の安全」の双方を確保する側面から，夜勤・交代制勤務の負担の軽減に努めることは必要不可欠である．日本看護協会では，このような看護の労働実態をふまえ，「看護職の夜勤・交代制勤務に関するガイドライン」を公表している．

このガイドラインでは，夜勤・交代制勤務による健康・安全・生活への影響を少なくする観点から，夜勤・交代制勤務の「勤務編成の基準」を11項目提案している（**表15**）[30]．

表15　勤務編成の基準

	項目	基準
基準1	勤務間隔	勤務と勤務の間隔は11時間以上あける
基準2	勤務の拘束時間	勤務の拘束時間は13時間以内とする
基準3	夜勤回数	夜勤回数は，3交代制勤務は月8回以内を基本とし，それ以外の交代制勤務は労働時間などに応じた回数とする
基準4	夜勤の連続回数	夜勤の連続回数は，2連続（2回）までとする
基準5	連続勤務日数	連続勤務日数は5日以内とする
基準6	休憩時間	休憩時間は，夜勤の途中で1時間以上，日勤時は労働時間の長さと労働負荷に応じた時間数を確保する
基準7	夜勤時の仮眠	夜勤の途中で連続した仮眠時間を設定する
基準8	夜勤後の休息（休日を含む）	夜勤後の休息について，2回連続夜勤後にはおおむね48時間以上を確保する．1回の夜勤後についてもおおむね24時間以上を確保することが望ましい
基準9	週末の連続休日	少なくとも1か月に1回は土曜・日曜ともに前後に夜勤のない休日をつくる
基準10	交代の方向	交代の方向は正循環の交代周期とする
基準11	早出の始業時刻	夜勤・交代制勤務者の早出の始業時刻は7時より前を避ける

文献30）より引用

ただし，「勤務編成の基準」は，①すべての項目を一度に満たす必要はなく，地域性や各医療機関の特性や看護職員のニーズなどの分析結果や，実現可能性の度合いなどを考慮して，各施設で優先順位を決定し，可能な範囲で進めること，②勤務編成の変更は，それにかかわるすべての看護職とその看護職を取り巻く家族などの生活に多大な影響を与えるため，職員の意見を十分に聞き，一部の看護単位から試行導入するなど，慎重な導入を検討することが留意事項として挙げられている[30]．

質が高い安全な患者ケアを提供するための前提条件として，労働条件・労働環境の改革や整備を通じて，看護職が働きたい，生涯働きつづけたいと思うことができる医療現場を築きあげていくことが重要な課題である．

引用文献
1) L.コーン，J.コリガン，M.ドナルドソン，米国医療の質委員会・医学研究所：人は誰でも間違える―より安全な医療システムを目指して．医学ジャーナリスト協会訳，日本評論社，2000．
2) 池田俊也，小林美亜，坂口美佐：カルテレビューの歴史をひもとく―疫学調査からよむ有害事象の頻度と予防可能性，コスト．医療安全　4(1)：2007．
3) 小林美亜：医療安全に関する日本の取組みの紹介 日本における有害事象の発生頻度に関する疫学研究　予備調査の結果を通して．医療の質・安全学会誌設立記念講演記録集．p58〜61，2006．
4) 厚生労働省：患者の安全を守るための医療関係者の共同行動 Patient Safety Action，2001年
http://www.mhlw.go.jp/topics/2001/0110/tp1030-1b.html より2018年8月25日検索
5) 厚生労働省：医療安全推進総合対策―医療事故を未然に防止するために―，2002年
http://www.mhlw.go.jp/topics/2001/0110/tp1030-1y.html より2018年8月24日検索
6) 厚生労働省：第3章 安全で納得できる医療の確立をめざして．平成16年版　厚生労働白書
http://www.mhlw.go.jp/wp/hakusyo/kousei/04/ より2018年8月24日検索
7) 厚生労働省：医療法施行規則の一部を改正する省令の一部の施行について，2002年
http://www.mhlw.go.jp/topics/bukyoku/isei/i-anzen/hourei/dl/020830-1a.pdf より2018年8月24日検索

1 医療安全の歴史と医療，看護を取り巻く状況

8) 厚生労働省：医療法施行規則の一部を改正する省令の一部施行について（特定機能病院における安全管理のための体制の確保）2002年
http://www.mhlw.go.jp/topics/bukyoku/isei/i-anzen/hourei/dl/021007-1.pdf より2018年8月24日検索
9) 厚生労働省：良質な医療を提供する体制の確立を図るための医療法等の一部を改正する法律の一部の施行について，2007年
http://www.mhlw.go.jp/topics/bukyoku/isei/i-anzen/hourei/dl/070330-1.pdf より2018年8月24日
10) 医療安全支援センター総合事業：医療安全支援センターとは
http://www.anzen-shien.jp/aboutus/index.html より2018年8月22日検索
11) 日本医療機能評価機構：医療事故情報収集等事業　事業要項
https://www.jq-hyouka.jcqhc.or.jp/outline/ より2018年8月24日検索
12) 厚生労働省：産科医療補償制度について
http://www.mhlw.go.jp/topics/bukyoku/isei/i-anzen/sanka-iryou/ より2018年8月24日検索
13) 日本医療機能評価機構：産科医療補償制度　制度について
http://www.sanka-hp.jcqhc.or.jp/outline/system.html より2018年8月24日検索
14) 厚生労働省：医療事故調査制度について，2014年
http://www.mhlw.go.jp/stf/seisakunitsuite/bunya/0000061201.html より2018年8月24日検索
15) 日本医療機能評価機構：医療事故情報収集等事業　第40回報告書（平成26年10月〜12月）
http://www.med-safe.jp/pdf/report_40.pdf より2018年8月22日検索
16) 日本医療機能評価機構：医療事故情報収集等事業　第37回報告書（平成26年1月〜3月）
http://www.med-safe.jp/pdf/report_37.pdf より2018年9月19日検索
17) 日本医療機能評価機構：医療事故情報収集等事業　第38回報告書（平成26年4月〜6月）
http://www.med-safe.jp/pdf/report_38.pdf より2018年9月19日検索
18) 日本医療機能評価機構：医療事故情報収集等事業　第39回報告書（平成26年7月〜9月）
http://www.med-safe.jp/pdf/report_39.pdf より2018年9月19日検索
19) 日本医療機能評価機構：医療事故情報収集等事業　第40回報告書（平成26年10月〜12月）
http://www.med-safe.jp/pdf/report_40.pdf より2018年9月19日検索
20) 厚生労働省：看護師等による静脈注射の実施について，2002年
https://www.mhlw.go.jp/web/t_doc?dataId=00ta6758&dataType=1&pageNo=1 より2018年8月24日検索
21) 厚生労働省：新人看護職員研修ガイドライン改訂版
https://www.mhlw.go.jp/stf/shingi/0000037502.html より2018年8月23日検索
22) 厚生労働省：改正　保健師助産師看護師の行政処分の考え方について，2005年
http://www.mhlw.go.jp/shingi/2005/07/s0722-15.html より2018年8月24日検索
23) 厚生労働省：保健師助産師看護師法施行規則
http://law.e-gov.go.jp/htmldata/S26/S26F03601000034.html より2018年8月24日検索
24) 日本看護協会：報道された医療事故：看護者に問われる法的責任，2006年
http://www.nara-kango.or.jp/pdf/m-20060511.pdf より2018年8月24日検索
25) 日本看護協会：「2008年時間外労働，夜勤・交代制勤務等緊急実態調査」結果概要
http://www.nara-kango.or.jp/pdf/m-20060511.pdf より2018年8月24日検索
26) 日本看護協会：第3章スタッフ調査（2010年 病院看護職の夜勤・交代制勤務等実態調査 第Ⅰ部 施設調査〈スタッフ調査〉）
http://www.nurse.or.jp/nursing/practice/shuroanzen/jikan/pdf/02_05_12.pdf より2018年8月24日検索
27) Dawson D, Reid K：Fatigue, alcohol and performance impairment. Nature 388（6639）：235, 1997.
28) 佐々木司：安全性のリスクからみた看護師の夜勤．看護実践の科学　35（3）：54〜60，2010.
29) Folkard S, Lombardi DA：Modeling the impact of the components of long work hours on injuries and "accidents". Am J Ind 49（11）：953〜963, 2006.
30) 日本看護協会：看護職の夜勤・交代制勤務に関するガイドライン
https://www.nurse.or.jp/nursing/shuroanzen/yakinkotai/guideline/pdf/guideline.pdf より2018年8月24日検索

Step 1-1　学習の振り返り

- わが国で，医療安全への関心が高まるきっかけとなった2つの重大医療事故を説明してみよう．
- 医療安全に関する，厚生労働省や日本医療機能評価機構の取り組みについて説明してみよう．
- 看護職が医療事故を起こしやすい労働環境について説明してみよう．

column 抗菌薬使用の適正化の動き

　世界的に抗菌薬に対する耐性化（antimicrobial resistance：AMR）が問題となっている．抗菌薬の使用量を減らすことができれば耐性が少なくなるデータがあるため，抗菌薬の使用を適正化して使用量を減らす活動は重要である．このような背景により，病院内における抗菌薬の適正使用が求められてきているため，プログラムを組んで取り組むことが推奨されている．

　抗菌薬適正使用プログラム（antimicrobial stewardship program：ASP）は抗菌薬使用のモニタリングは当然のことながら，抗菌薬適正使用支援チーム（antimicrobial stewardship team：AST）による介入，抗菌薬の最適化（用量・用法・使用期間，バンコマイシンなどの血中濃度測定結果に基づく調整など），微生物学的検査による診療支援（微生物の同定，感受性検査，アンチバイオグラムの作成），ASTの活動による効果の測定〈days of therapy（DOTs）や耐性菌検出率など〉が求められる．

◆ **ASTによる介入とはどのようなものか**

　「前向き監査とフィードバック（prospective audit and feedback：PAF）」は，病院内でオーダーされた抗菌薬を前向きに追いかけて，適正な使用がなされているかを検討して処方医にフィードバックするものである．フィードバックのタイミングが柔軟に決定できるうえ，臨床情報をふまえたうえで相談しながら適正使用を促すことができる．処方医の自主性が保たれ，繰り返すなかで学習効果が得られるので教育的にもなる．ただし，抗菌薬の使用量が多い病院ではデータをまとめること，またフィードバックを行うことの負担が大きい．

　「抗菌薬事前許可制」は，特定の抗菌薬をオーダーするために「許可」をもらわなければならない介入の仕方である．抗菌薬開始時に広域抗菌薬が必要なのかを検討することができ，適切な培養検体が採取されているかを確認することができる．リアルタイムに対応できる体制が求められること，処方医の自主性が失われることで信頼関係が築けず，治療開始の遅れなどをまねくかもしれないことには注意が必要である．また，許可が必要でない抗菌薬の処方が多くなり，別の抗菌薬耐性パターンが出現する可能性もある．

　筆者の勤める大学病院では「事前許可制」とPAFを組み合わせて抗菌薬適正使用を行っている．一方で，連携している感染防止対策加算2を算定する医療機関のなかには週に1回のPAFで抗菌薬の使用量を効果的に減らしているところもある．どのような形でASTが介入すべきかは病院の設備，抗菌薬の処方量，マンパワーなどによって検討する必要があるだろう．

2 医療安全の概念の導入

Step 1-2 学習目標
- 医療安全に用いられる基本的な用語を理解する．
- 医療安全の考え方が導入された背景を理解する．
- 人がミスを犯してしまう構造を理解する．

医療安全の用語

Step 1-1 でも述べたとおり，医療安全に関する用語はさまざまな使われ方がある．そこで，医療安全の概念自体は本章の後半でさらに掘り下げて考えてみるが，まずは基本的な用語について考えてみよう．

1 医療事故

医療に関連して何らかの被害が発生した場合に，「医療事故」とよぶ．そこでは過失の有無は問題としていない．「有害事象（adverse event）」も同様に用いられるが，わが国では薬剤の副作用に関する場合にとくに「有害事象」とよぶことが多い．

医療事故の例
- 外来の廊下で転倒して骨折してしまった．
- 点滴が漏れて皮膚の一部が壊死してしまった．
- 抗がん剤を点滴していたら，副作用で全身に発疹が出現した．

2 医療過誤

医療事故のうち，行われた医療行為に明らかな過失や誤りがあった場合，「医療過誤」とよぶ．訴訟など法的な観点からこの言葉が使われることが多い．

医療過誤の例
- A 型の患者に B 型の輸血をしてしまい，患者がショック状態となった．
- 1 週間に 1 回投与すべき抗がん剤を連日投与し，患者が死亡した．

3 医療紛争

医療内容にかかわらず，受療者が不満を訴え，医療者とのあいだで争いが発生する状況を「医療紛争」とよぶ．多くの場合，患者や患者家族と病院とのあいだで裁判が行われるような状況を意味している．

しかし，患者や家族が診療や療養についての不満を主張した時点で広い意味での医療紛争とよんでよい．

■ 医療紛争の例

・胃がんの手術後，吻合部がうまく治らず発熱が続き治療期間が長引いたため，家族が術前の話と違うと医師や看護師に文句を言いに来た．
・抗がん剤の過剰投与で死亡した患者の家族が訴訟を起こした．
・病院内の階段で転倒し骨折した患者家族が介護費用を払えと病院に要求した．

医療紛争に関しては，裁判になる前の話し合いの過程が重要であることが指摘されている．医療紛争への対応については次節（医療安全に対する最近の動向・考え方）で解説する．

> 補足1：しかし一般に日常会話で「医療事故」といわれると，そこには「悪いこと」や「失敗があった」というようにとらえられることが多い．新聞やテレビなどのメディアの報道でも「医療ミス」という言い方とともに医療行為に失敗があったという前提で「医療事故」という言葉が使われることがある．
> そのため，一部の弁護士らは過失の程度を評価したうえでこの用語を用いるという考えを取り入れて，過失のある事例を「医療事故」と定義して使用していることがあり，注意が必要である．

> 補足2：改正医療法に基づき2015（平成27）年に「医療事故調査制度」が開始された．これに伴い医療法では，「医療事故」を「当該病院等に勤務する医療従事者が提供した医療に起因し，又は起因すると疑われる死亡又は死産であって，当該管理者が当該死亡又は死産を予期しなかったものとして厚生労働省令で定めるもの」と定義した．従来の医療事故とは違い，ここでは死亡事例のみが対象となっている．用語としての混乱があるので，医療法上の医療事故なのか，従来の意味での医療事故なのかを使い分ける必要がある．医療法上の「医療事故」を「制度上の医療事故」というよび方で区別している施設もある．

4 ヒヤリ・ハット

「ヒヤリ・ハット」は，患者の診療やケアの場面で，過失の有無は問わずに，傷害をもたらす危険性があった事例と定義されている．予定していた行為を失敗しかけて途中で気づいて修正できた場合，あるいは予定していた行為を忘れていて実行し損ねたがなんとか実行できた場合，実行者はヒヤリとしたりハッとするので，こういったものをヒヤリ・ハット事例とよんでいる．

これらは間違いを起こしやすい要因を考えていくうえで重要な情報を含んでいるため，施設内で積極的に報告することが推奨されている．

■ ヒヤリ・ハットの例

・点滴の準備中に薬剤師がボトルに貼りつけたラベルが間違っていることに気づいた．
・Aという患者の点滴を交換に行ったところ，急いでいたので患者Bのボトルを持って行ってしまった．

5 インシデント

通常は，「ヒヤリ・ハット」と同じ意味で用いられる．間違った行為があったが，事前に修正され，患者には間違った行為が実施さ

表1　インシデント・アクシデント分類の一例

分類	患者への影響度		内容
インシデント	レベル0		間違ったことが患者に実施される前に気づいた場合
	レベル1		間違ったことが実施されたが，患者には変化がなかった場合
	レベル2	A	事故により患者に変化が生じ，一時的な観察が必要となったが，治療の必要がなかった場合
		B	事故により患者に変化が生じ，継続的な観察や安全確認のための検査が必要となったが，治療の必要がなかった場合
アクシデント	レベル3	A	事故のため一時的な治療が必要になった場合
		B	事故のため継続的な治療が必要になった場合
	レベル4		事故により長期にわたって障害が残った場合
	レベル5		事故が死因となった場合

れていない事例を「インシデント」とよぶ．

■ **インシデントの例**

・ヒヤリ・ハットで紹介した例と同じである．

6　アクシデント

患者に間違った行為が実施された事例を「アクシデント」とよぶ．「医療事故」と同義に用いられる場合が多い．患者への影響度を分類し，その程度によって「インシデント」と「アクシデント」を区分けしている．

施設によって分類のしかたも微妙に異なるが，失敗による影響がなかったものを「インシデント」，影響があり，なんらかの治療や介入を要したものを「アクシデント」とよぶことが多い．

表1にインシデント・アクシデント分類の一例を示した．

7　オカレンス

失敗によって患者に影響が出る場合以外に

表2　オカレンス分類の一例

オカレンス	予期せぬ術中死亡，術後48時間以内の死亡
	予期せぬ検査・処置中の死亡
	予期せぬICU入室
	予期せぬ重篤な後遺障害（麻痺・遷延性意識障害など），その発生が予測される場合
	退院後24時間以内の再入院
	その他（明らかな誤診など）

も，医療やケアのプロセスで患者に悪い影響や悪い結果が生じる場合がある．一定の基準を設定し，それらを報告対象としている施設もある．失敗の有無にかかわらず，結果だけに着目した分類であり，医療の質の評価にも有用である．医師の報告を推奨する観点からオカレンス報告を取り入れている施設もある．

オカレンスの基準は施設ごとに全く異なるので，注意が必要である．**表2**にオカレンス分類の一例を示した．

＊

それぞれの用語は「誰が」「何のために」使用するのかということを考えてみると，その意味づけが理解できる．

「医療事故」「医療過誤」「医療紛争」などは，医療を提供する医療専門職（医師や看護師など）以外の立場で医療についてアプローチする場合によく用いられ，事故内容を法的に評価する視点が含まれていることが多い．改正医療法で示された「医療事故」は，「制度上の医療事故」や「予期せぬ死亡事例」というよび方で従来の「医療事故」と区分して考えることが望ましい．「制度上の医療事故」は改正医療法に基づき再発予防を前提とした調査と患者遺族への説明を目的とした用語といえる．

一方，「ヒヤリ・ハット」や「インシデント」「アクシデント」「オカレンス」といった用語は，院内報告を前提にした医療専門職による医療行為に対する見方である．発生した内容を深く検討して再発予防や改善活動に役立てようという意図がある．

これで基本的な用語については理解できたので，これから医療安全についてさらに深く考えてみよう．

医療安全という概念

医療安全は，"医療"と"安全"という2つの言葉がつながっている．2つの言葉の意味は次のようになる．

医療：病気やけがを治したり癒したりする一連の活動（広い意味では病気になることを予防したり，健康を増進する活動も含まれる）．
安全：危険が，受け入れられる程度に低い確率であること，あるいは不必要な傷害を受けないこと．

医療安全とは，医療や診療の過程で患者が不必要な傷害を受けないことであり，そのための予防や改善活動といえる．そして，それらを管理することをセーフティマネジメントという．諸外国では同様の概念を患者安全（Patient Safety）とよんでいる．

しかし，この考え方をより深く理解するためには，私たちのふだんの行為を振り返る必要がある．安全の問題をより深く理解するために，いくつかの具体例を使って自分がふだん行っている行為について考えてみよう．

エラー（失敗）とは何か？

予定していた行為がうまくいかないことを「失敗」あるいは「エラー」という．ここでは今後「エラー」という用語を使っていく．

まず，次のような事例を考えてみよう．

> ■ **事例 1**
> 机の下の重い荷物を机の上に載せようと考えた．荷物を持ち上げたが重くて持ちきれず，足の上に落としてしまった．その結果，足にけがをしてしまった．

安全について考えていくためには，自分の行為の成功や失敗について客観的に考えることができなくてはならない．

この**事例 1**においては，まず荷物を机の上に載せるという"計画"がある．計画は"意思"と言い換えることもできる．次に，荷物を持ち上げるという"行為"が実行される．しかし途中で荷物を落としてしまうということは，計画どおりには進まなかったということである．計画どおりに終わらなかった行為

は，失敗，つまり「エラー」とよばれる．

▎事例2
シャワーを浴びているとき，シャンプーを取ろうとしたら間違えてリンスを取ってしまい，そのままシャンプーで頭を洗う前にリンスを頭につけてしまった．

シャンプーとリンスは似たような形状のボトルに入っていて，取り違えることがある．形態が似ていることと，シャワーを浴びているときには見づらくなることの両方の影響で発生しやすくなる，日常的な取り違えの失敗事例といえる．

*

別のやや複雑な事例で，もうすこし深く考えてみよう．小学校や中学校の体育の授業を思い出してほしい．

▎事例3
50m走を10秒以内に走ることになった．スタート地点でクラウチングスタートの姿勢をとり，ピストルの音が聴こえるや否や全力で走り始める．
いいペースで走っていたのだが，途中でつまずいて転んでしまった．
すぐに立ち上がって痛めた膝をかばいながらゴールしたが，タイムは14秒であった．

事例3において，"計画"と"行為"は具体的に何かを考えてみよう．
50mを10秒以内に走りきることが与えられた「目標」である．医療ではしばしば目標（ゴールとよぶことも多い）設定がなされる．目標を達成するためにどのような行為を行うかをあらかじめ考えることを"計画"とよぶ．

表3 50m走の行為プロセス

1. 順番に並ぶ
2. 自分の順番がきたらスタートラインに立つ
3. 「位置について」と言われたら，クラウチングスタートの姿勢をとる
4. 「用意」と言われたら，腰を上げスタートに備える
5. ピストルが鳴ったら走り始める
6. 全力でゴールをめざして走る
7. ゴールを越えたら力を抜き走り終える

この事例では当たり前のこととして，**表3**のような行為が（暗黙のうちに）計画されている．

途中でつまずいて転んだことは，計画には含まれていない．しかも本来の目標が達成できなくなることが起こったことになる．こういうことは日常でも，「失敗」や「エラー」や「事故」や「アクシデント」という言葉で表現されている．

ここでは，「エラー」とは計画した行為が達成されないことであると明確に定義しよう．

*

それでは自分の経験で最近失敗したこと，つまりエラーをいくつか思い出してみよう．そのうえで，以下の事例について考えてみよう．

▎事例4
・荷物を運んでいたら手を滑らせて荷物を落としてしまった．
・図書館で借りていた本の返却日を忘れてしまって，返却期日後に返した．

・久しぶりに友達の家を訪問しようと電車で目的の駅に行ったが，本来西口から出るはずが，なぜか東口と思い込んでそちらから出て，道に迷い友人宅にたどり着けなかった．

ほかにも多くの失敗事例を思い出すことができるだろう．それぞれについて"計画"と"行為"を説明できるだろうか．

リスク（危険）とは何か？

エラーが起きやすくそのための被害や損害の可能性が高いとき，「危険性が高い」とか「リスクがある」という表現をする．エラーはさまざまな要因で発生するが，その要因が強ければエラーが起きやすく，被害が発生しやすいということになる．

またその要因がたくさんあれば，当然エラーは起きやすく，損害も発生しやすいということになる．このように，エラーが起きやすくなる要因が強かったり多いことを「リスクが高い状態」とよぶ．

それでは，次の事例のエラーの要因は何だろうか．

■事例5
自転車に乗っていたがブレーキが壊れていて止まることができず，壁にぶつかってしまい，けがをしてしまった．

この**事例5**では，自転車のブレーキが壊れていることが，壁にぶつかるというエラーの要因である．自転車などの物に具合が悪いところがあれば，それは事故につながる．自転車に乗っている人からすれば「ここで止まろう」という計画がうまくいかなくなるので，エラーが発生したということになる．しかも，壁にぶつかってけがをするという被害も発生している．つまり，物や道具に不具合があるということは，リスクなのである．ブレーキが壊れているということは，「リスクが高い」と表現される．

エラーを発生しやすくするリスクは，物や道具にある場合，環境にある場合などが考えられる．使いにくい道具はエラーを引き起こす．暗い場所で字を読み取ることがむずかしい部屋では，読み取りのエラーが起こりやすくなる．このように，人が間違いを起こしやすくなる要因が，物や環境にもあるということを知っておく必要がある．

ヒューマンエラー

人間にはたくさんの素晴らしい能力があるが，その一方で多くの限界もある．また，人間の特性や能力に関係して発生するエラーというものがある．このことについて理解することは，安全問題を考える際に非常に重要である．

事例4で示した3つの具体例は人間の特性にその原因がある失敗事例である．1つめの事例は，「手を滑らせる」という行為をやり損ねる失敗である．こういった人間に起因する失敗を「ヒューマンエラー」とよぶ．

ヒューマンエラーは3つに分類することができる．そのなかで，手を滑らせるように「行為をやり損ねる」というエラーは，スリップ（slip）とよばれる．

2つめの事例は，記憶に関する失敗事例である．日常でもど忘れなど，予定していた行為を忘れてしまうエラーにしばしば遭遇す

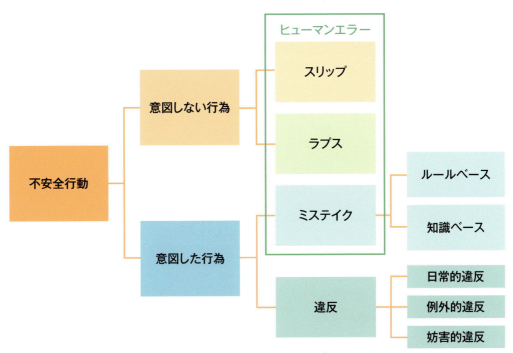

図1　不安全行動の分類

不安全行動は意図した行為と意図しない行為に分類される．意図しない行為は「やり損ね」のスリップと「忘れてしまう」というラプスに分類できる．意図した行為は「思い込み」であるミステイクと「ルールを守らない」違反に分類される．
文献1）より改変

る．ヒューマンエラーの分類では，「記憶」のエラーをラプス（lapse）とよぶ．

　行為を実行するにあたって，特定のルールに従ったり，ある種の判断が必要な場合従うべきルールを取り違えたり，判断を誤ったりするエラーが起こる．3つめの事例はこのような「思い込み」による失敗である．こういった思い込みによるエラーをミステイク（mistake）とよんでいる．

　ヒューマンエラーの分類を当事者の意図との関連で図示したものを示す（**図1**）．

> 補足：基本的に人間は間違いを犯すが，その一方で間違いを早期に発見しそれを適切に修正して，目標を達成していることが多い．
> 　また人間は失敗から学習したり，誤りを反省して教訓を引き出すこともできる．安全の問題を考えるにあたっては，間違いを発見し修正する過程や，失敗を反省し改善活動につなげたり教訓を伝える能力が重要である．

＊

　それでは，計画は正しく実行されたが目標が達成されない場合はあるだろうか？

　事例3では，正しく走ることはできたが，足が遅くて10秒以内に走れなかった場合である．

　この場合，11秒かけて走った生徒に対して，50m走の失敗や事故とはよばないだろう．その生徒のもともともっている身体能力にも依存するからだ．

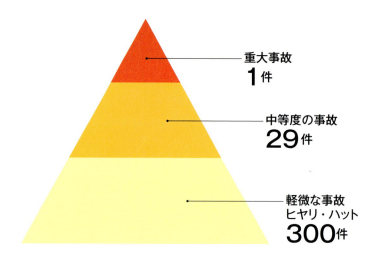

図2　ハインリッヒの法則
重大事故1件が発生した裏には，中等度の事故29件があり，さらにその背景には300件のニアミスなどの軽微な事故があるという経験則である．
文献2）より改変

重要な法則とモデル

1 ハインリッヒの法則

　ハインリッヒの法則は，もともとは労働災害の領域から生み出されたアイデアであるが，多くの領域でも応用可能であると考えられている．

　ある工場で発生した労働災害件数を解析したところ，重症以上の災害が1件発生した背後には，29件の「軽症」を伴う災害があり，さらにその背後には300件ものヒヤリとするような「傷害のない」災害が起こっているということが報告された．

　この1：29：300の法則を，報告者の名前をとって「ハインリッヒの法則」とよんでいる（図2）．経験則だが，重大事故の背後にはその予兆ととらえることができる事故があり，報告制度などを整備してその予兆をとらえて対策を講じることが重要だという意味で，医療現場においてもしばしば言及される．

　その後，この比率については異なるデータを示す研究も発表されており，業種や時代によって変化するものであると考えるのが妥当である．しかし，重大事故の背後には軽微な事故やニアミスが多数存在し，それらを把握し改善を図ることが重大事故予防になるという考え方を理解することが重要である．

　多くの病院でインシデントレポートが集計されるようになり，医療現場では報告が数多く出されるとヒヤリ・ハットと重大事故の比率はハインリッヒの法則よりもっと低い比率になる傾向がある．

2 スイスチーズモデル

　スイスチーズには多数の穴が開いており，その穴をすり抜けて事故が起こるということをたとえるのに用いられるモデルである（図3）．安全問題に関する研究で有名なジェームス・リーズンというイギリスの心理学者が考案した．

　穴が開いている壁なのでスイスチーズにたとえられているが，それぞれの壁は防御，バリア，安全措置の連続層と考えられる．それぞれの壁の穴は絶えず動いており，次々に場

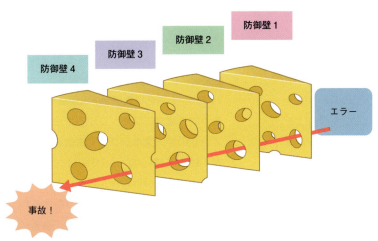

図3　スイスチーズモデル
事故は複数の防御壁をすり抜けて発生する状態を，スイスチーズをたとえに用いて説明したモデルである．それぞれの防御壁の穴は状況によってその場所を移動したり，穴の大きさが変わったりするダイナミックなモデルが提唱されている．
文献3）より引用

所を移動して，開いたり閉じたりしている．穴が一列に並んだときに，防御壁をすり抜けて事故への道筋ができてしまい，人や資産や環境に損害を与える．最後の壁が最終防御壁となるのだが，医療現場では看護師がこの最後の防御壁を担っていることが多い．

それではすこし複雑だが，医療現場の事例をとおして考えてみよう．

医療現場の事例から考える

■ 事例6（その1）
胃潰瘍による吐下血で緊急入院となった46歳の男性．営業担当のサラリーマンでここ2か月程大変なストレスがかかっていたらしい．便が黒くなり，職場で立ちくらみを起こしたり，動悸が起きることもしばしばとなっていた．入院となった日は，吐気がひどく，水を飲もうとしたときに大量に吐血した．

救急搬送され，バイタルサインは，血圧88/68mmHg，脈拍106回／分，体温35.6℃，呼吸数20回／分，検査でヘモグロビン値が6.8g/dLと貧血を認めたため，緊急入院となった．

血圧が低く脈拍数が増加しており，出血によって循環血漿量が減少していることが推察される．呼吸数も増加しており，これは全身状態が悪いことを考えさせる．検査データでもヘモグロビン値の低下があり，吐血による貧血の状態である．

■ 事例6（その2）
救急病棟はすでに満床だったので，午後3時に膠原病や内分泌疾患を扱う病棟に緊急入院となった．救急外来ですでに輸血の方針が決められていた．救急の看護師から日勤帯のリーダー看護師に申し送りがなされた．

検査室で輸血準備が進められていた．準

夜帯の看護師が日勤の看護師から申し送りを受けた．輸血室から電話があり，輸血パックを取りにくるように指示があった．準夜看護師が輸血室に輸血パックを取りに行ったが，ちょうどそのときは手術室の緊急輸血オーダーで輸血部内はてんてこ舞いであった．取りに行った看護師はその様子がわかったので，「病棟ですが，電話連絡のあった輸血パックを持って行きます」と声をかけた．輸血部スタッフは「わかりました．そこにサインをしておいてください」と応じた．
患者はA型であったが，そのときに持ち出されたのはB型の血液であった．看護師は確認用紙には血液型を確認せずにサインをした．のちに，輸血室の検査技師は手術室への対応が終わった3時間後に事後的なサインをした．

輸血の間違いを防ぐため，通常輸血の手順は厳しく定められている．スイスチーズモデルを思い出そう．輸血の間違いを防ぐ個々の手順がスイスチーズモデルにおける防御壁となっている．しかし，医療現場では容易にそれが破綻する．事例を読みながら防御壁のあり方を考えてもらいたい．

■事例6（その3）
あまり急変のない病棟だったが，輸血パックを持ち帰ったときには，低血糖症状の患者への緊急対応の真っ最中であった．挿管・人工呼吸管理が必要となったので，介助につくために新人と交代して自分が挿管の介助につき，輸血は新人に依頼した．新人は定められた手順で輸血を開始しようとしたが，血液型が合っていないことに気づき，「血液型が違うような気がしま

すが……」と先輩に声をかけた．しかし声をかけられた先輩ナースはよく聞こえず，自分の担当患者のコールも重なっていたので「大丈夫じゃない」と返事をした．バーコード照合でもアラームが鳴ったが，そういう場合にスキップする方法も知っていたので，スキップして輸血をつないだ．輸血を接続後，15分間はベッドサイドにいるというルールがあったが，すぐに人工呼吸器のセッティングをするから見に来なさいとよばれたため，患者に「何かあったらすぐに声をかけてください」と言って急変患者のほうへ向かった．

異なった血液型の輸血パックが誤って検査室から持ち出されても，その後の手順のなかで何度も確認のプロセスが含まれている．事例のなかで，どの手順が間違いを発見するための手順なのかを考えてほしい．そして，なぜその手順が突破されてしまうのかを考えてほしい．
スイスチーズモデルの図に，防御壁となる要素を入れてみた（図4）．

■事例6（その4）
輸血開始後10分経ったところ，患者は呼吸が苦しくなり，ナースコールを押した．看護師が到着したときにはショック状態となり，蘇生が開始された．一時的に心拍は回復したが，その後腎不全が発生し，集中治療の甲斐なく患者は死亡してしまった．

輸血開始後，15分間は患者のそばにいて観察をつづけなくてはならない．その際，輸血開始時から最初の5分間は1分間に1mL程度のゆっくりとした速度で輸血を行うこと

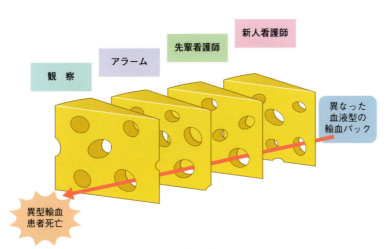

図4　事例6におけるスイスチーズモデル
看護師やアラームのみならず，観察という手順も防御壁と考えることができる．図ではこれらの防御壁（スイスチーズ）をすり抜けて異型輸血という事故が発生したことを示している．

が大原則である．重篤なABO不適合輸血では，早期に血管痛，不快感，胸痛，腹痛などの症状がみられる．5分後，問題がなさそうであれば徐々に速度を上げ，開始から10分くらいで1分間に5mL程度の速度に調節することが推奨されている．

こういった輸血開始後の手順も，不適合輸血による患者への被害を最小限にするためにつくられたものである．

＊

もう一度，**事例6**を振り返ってみよう．

この患者は通常の胃潰瘍の治療，つまり貧血に対する輸血に加えて胃潰瘍に対する治療薬（プロトンポンプ阻害薬やH_2受容体拮抗薬など）投与と絶食，輸液管理，内視鏡検査などが実施され，数週間で軽快退院することが予測される事例である．入院後の計画も，こういった流れに沿って立てられていたはずである．

ところが誤った血液型の輸血が実施されたことによりショック状態となり，また溶血反応から腎不全を発症し，最終的に患者は死亡した．

つまり，血液型の確認などの手順を適切に行うことによって「予防できる」間違いが積み重なって発生した異型輸血によって患者が死亡するという最悪の「診療経過中の傷害」が発生したことになる．

＊

こういった事例を防ぐためにどうすればよいのか．

事例を分析すること，対策を考えていくこと，必要な手順を遵守できるように環境を整備すること，などさまざまなことが考えられるが，同時に法や制度も含めていくつかの取り組みが進められてきた．

次節ではそのいくつかを紹介するとともに，最近の医療安全に対する考え方などを紹介する．

引用文献

1) J. リーソン：ヒューマンエラー——認知科学的アプローチ．林喜男監訳，海文堂出版，1994．
2) HW Heinrich：Industrial accident prevention；A scientific approach. McGraw Hill, 1941.
3) J. リーズン：組織事故——起こるべくして起こる事故からの脱出——．塩見弘監訳，日科技連出版社，1999．

> **Step 1-2 学習の振り返り**
> - 「医療事故」「医療過誤」「インシデント」の用語について，それぞれ説明してみよう．
> - 「ハインリッヒの法則」とは，事故の発生におけるどのような法則を示しているのか説明してみよう．
> - 「スイスチーズモデル」とは，事故の発生にいたるどのような過程を示しているのか説明してみよう．
> - スリップ，ラプス，ミステイクといったヒューマンエラーについて説明してみよう．

column 多職種で行うチーム医療①

◆ICT（infection control team，感染制御チーム）

　ICTとは，病院長直轄の組織として院内感染対策全般に関する事項の具体策の提案・実行・評価を行う実働部隊である．感染防止対策加算を算定するためには，以下のICT業務を行う必要がある．

① 1週間に1回程度，定期的に院内を巡回し，院内感染事例の把握を行うとともに，院内感染防止対策の実施状況の把握・指導を行う．また，院内感染事例，院内感染の発生率に関するサーベイランスなどの情報を分析，評価し，効率的な感染対策に役立てる．院内感染の増加が確認された場合には病棟ラウンドの所見およびサーベイランスデータなどをもとに改善策を講じる．巡回，院内感染に関する情報を記録に残す．

② 微生物学的検査を適宜利用し，抗菌薬の適正使用を推進する．バンコマイシンなどの抗MRSA薬および広域抗菌薬などの使用に際して届出制または許可制などをとり，投与量，投与期間の把握を行い，臨床上問題となると判断した場合には，投与方法の適正化を図る．

③ 院内感染対策を目的とした職員の研修を行う．また院内感染に関するマニュアルを作成し，職員がそのマニュアルを遵守していることを巡回時に確認する．

　感染防止対策加算のほかの要件として，ICTは，専任の医師・看護師・検査技師，薬剤師の多職種で構成される必要があり，感染防止対策加算1を算定するためには，さらに医師または看護師が専従でなければならない．ICTのメンバー要件を満たす看護師は，感染管理認定看護師や感染症看護専門看護師となる．このため，当該加算を算定している多くの医療機関では，感染管理認定看護師を専従者として配置し，院内感染対策を推進している．

　なお，組織のなかで，院内感染対策委員会（infection control committee：ICC）が院内感染対策に関する最終意思決定機関および諮問機関として位置づけられており，小規模の施設ではICCがICTを兼ねる場合もある．

3 医療安全に対する最近の動向・考え方

Step 1-3 学習目標
- 医療安全を推進するための3つの方向性を理解する．
- 医療安全推進の最近の考え方を理解する．
- 安全管理を行う際の姿勢を理解する．

　本稿では最近の医療安全の話題を提供するにあたって，まずは全体像を把握するために医療安全推進の3つの方向性という考え方を紹介する．つづいてそれぞれの方向性に沿って最近の医療安全推進の具体的な方策を紹介した後，3つの方向性とは違った観点からのアプローチを紹介する．

　その1つが「組織事故」という考え方である．さらに従来の安全に対するアプローチをより拡張した考え方である「レジリエンス」についても本稿で紹介する．

　最後に安全管理を行うときの姿勢として，「ギャップアプローチ」と「ポジティブアプローチ」という考え方を提示する．

医療安全推進の3つの方向性

　最近の具体的な医療安全対策とその考え方を紹介するにあたって，医療安全推進のための3つの方向性を示しておく．具体的な対策や考え方がどういった方向軸に向かっていることなのかを知ることによって，医療安全問題の全体のなかでどの位置に当該の問題があるかを考えることができるようになる．

1 第一の軸：エラーマネジメント

　「A型の患者にB型の輸血をつないでしまう」という事例は，明確な取り違え事例である．また「右足の手術をするところを左足に手術をしてしまう」というのも明確な取り違え事例である．

　患者を取り違えるとか，左右を間違えるというエラーや，「サクシゾン®という薬剤を間違えてサクシン（現在はスキサメトニウムに販売名変更）を投与してしまう」という取り違え事例も同様である．

　こういった取り違えや，行為を忘れるといった明確なエラーの発生を減少させようという方向を「エラーマネジメントの軸」とよぶ．

2 第二の軸：クオリティマネジメント

　医療事故とよばれるもののなかには，医師の能力や現場の医療スタッフの判断力に依存しているものがある．たとえば，X線写真の読影で小さな病変に気づく能力や，手術や内

視鏡においてその手技が上手とか下手などといったことである．

転倒・転落事故においては，患者の日常生活動作に対する看護師の評価と判断が重要であり，その判断を誤ることによって転倒・転落を引き起こしやすくなる．

こういった個人の判断やパフォーマンスにかかわる方向性は，個々の医療従事者の質を考えていることから「クオリティマネジメントの方向性」とよぶ．個々の医療従事者の現場での行為や判断，つまりパフォーマンスのレベルを考えているといってもよい．

> 補足：ここで"クオリティ"とよんでいるものは，医療の質の厳密な考え方からは少しずれていることに注意が必要である．通常の医療の質に関する議論では，いくつかの臨床指標（クオリティインディケーター）を作成し，それによって国家や病院の医療の質を測定する試みが実践されている．そういった厳密な医療の質の議論からすると，ここでは若干異なった趣旨でクオリティマネジメントの軸を設定している．本稿では狭義のクオリティマネジメントと考え，具体的には個人のパフォーマンスを改善する方向性と考えてほしい．

3　第三の軸：コンフリクトマネジメント

医療や看護の内容が適切で明らかな間違いがない場合でも，患者や家族から不満やクレームが出されることがある．このように，内容の可否にかかわらずクレームが出され対立関係になれば，「医療紛争」とよばれる．

また，不適切な医療を行ったことで患者に被害が及ぶこともある（医療過誤）．この場合は，当然その補償などが必要になる．

事故後の対応が適切に行えることは，組織にとっても個人にとっても重要である．適切な対応を行い，発生した事例に適切に向き合うことができれば，結果的に前向きな反省が可能になることから，事故の再発予防につながり，医療安全にも寄与することになる．

紛争を未然に防ぐという観点からは，適切なインフォームドコンセントや情報開示，事故後の謝罪や補償などの問題も考えていく必要がある．さらに訴訟をはじめとする紛争解決手法についても知っておく必要がある．

また，同じ職場や組織内でも診療方針について意見が分かれたり，新しい対策の実施にあたってメンバーの意見が分かれたりすることもある．こういった場合の意見の違いを調整することもコンフリクトマネジメントのなかに含まれる．

医療安全推進の最近の方策

医療安全推進に必要な3つの方向性について，簡単に紹介した．医療や看護における事故や紛争は3つのカテゴリーに分けることができ，しかもそれらは相互に重なり合っている（図1）．それぞれの軸を明示し，関連する事項を示したのが図2である．

これらの3つの方向性を基礎として，医療安全推進の最近の方策について解説していく．

1　エラーマネジメント：エラーの発生確率を下げる

エラーマネジメントの根本は失敗，つまりエラーの発生確率を減らすことである．

エラーを起こしたのがある1人の看護師であったとしても，たまたまその看護師がそこ

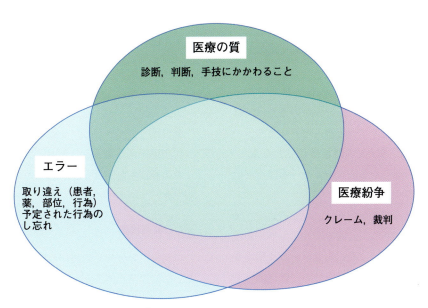

図1　不安全事象のカテゴリー
医療現場における不安全事象は3つのカテゴリーに分けて考えるとよい．取り違えなどエラー（失敗）に関する第一のもの，診断や手技，現場での判断にかかわる第二のもの，さらに医療内容が一定の水準であってもクレームや紛争は発生するため，医療紛争という第三のカテゴリーを考える．

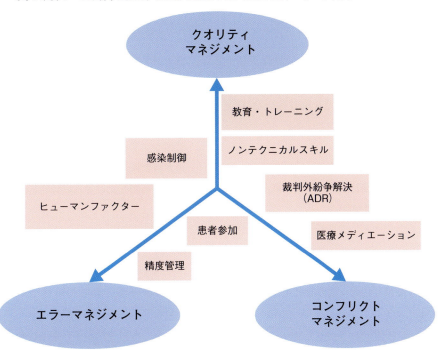

図2　医療安全推進に必要な3つの軸
不安全事象の3つのカテゴリーから，それぞれの対応の方向を考えることによって医療安全推進の3つの軸を考えることができる．エラー（失敗）の発生確率を減少させるエラーマネジメントの軸，個別の医療スタッフの質（パフォーマンス）を改善させるクオリティマネジメントの軸，さらに説明のプロセスの改善や事故後の対応などコンフリクトマネジメントの軸である．個人としても組織としても，この3つの軸を配慮することが重要である．

にいて，間違いを誘発するさまざまな影響のもとでそのエラーを起こしたと考えるのが最近の考え方である．

もちろん個人の能力や教育も重要であるし，本人が無責任でいてよいというわけではない．しかし，エラーを個人の責任とするのではなく，システムの問題としてとらえて，システムの改善から個人のエラーを防ぐという考え方をするのである．

すでに学んできたように，エラーにはさまざまな側面がある．人間の特性とエラーの特性の双方を考えて，人間が業務を行う環境や道具，ルールや人間関係を含めて総合的に考えようという立場を「ヒューマンファクター」とよぶ．

ヒューマンファクターの観点から，いくつかのエラーマネジメントの原則が報告されている．その一例を紹介する．

a 排除

エラーしやすい作業そのものを不要にしたり，注意が必要となる作業を取り除いたり，結果が重篤となる要素を除去する．

> 具体例：抗がん剤の混注などは看護師ではなく薬剤師業務とする，病棟に高濃度カリウム製剤を置かない，など．

b 代替化

人が行う記憶，判断，動作などを人以外に行わせる．

> 具体例：電子カルテによるアラートや確認用のメモなど．

c 容易化

人が行う記憶，判断，動作などの作業を人にとって容易なものにする．

> 具体例：ガイドラインや薬剤情報を容易に参照できる電子システム，ジェネリックの薬剤名を検索できるシステムなど．

d 異常検出

エラーの発生をその途中段階で確実に発見し，必要な是正処置がとられるようにする．

> 具体例：薬剤監査などタイミングをずらしたダブルチェック，輸血後の観察など．

e 影響緩和

被害が大きくならないように，エラーの影響をその波及過程で緩和吸収する．

> 具体例：抗がん剤が皮下に漏れた場合の処置を学習し迅速に治療できる，職員全員が自動体外式除細動器（AED）や心肺蘇生の研修を受け急変時に対応できるなど．

*

エラーマネジメントのためには，インシデントレポートなどから得られた知見をもとに，現場での改善活動を進めていくことが重要である．人間の限界を含めて，あるがままの人間の特性をとらえたうえで，さまざまな対策を立て，その効果を評価しながら，さらに対策を改定し改善を図っていくというプロセスを，「PDCAサイクルを回す」とよぶ

(p.43, 図1参照).

Pは"Plan"で計画や対策, Dは"Do"で計画の実行, Cは"Check"で実行した内容のチェックや確認, Aは"Assessment"で計画や対策の評価である. このプロセスは繰り返されるものであり,「PDCAサイクルを回す」という言い方でその継続性を示す.

ヒヤリ・ハットやインシデントレポートシステムはエラーの起こりやすい作業や場所などを示してくれる. システムの脆弱な部分を明らかにするための方法の1つといえる. 医療安全管理者は, 報告されたレポートに目を通し, 各現場での対策立案や再発予防, 改善活動を支援し, 医療安全管理委員会や病院幹部との協議をコーディネートする.

ヒヤリ・ハットやインシデントレポートはこういった活動を進めるのに重要である. このレポートシステムを活かすためには, 報告が出されなくてはならない. システムアプローチで安全推進活動を行うためには, レポートを出してもらうことが重要なのである.

2 クオリティマネジメント：医療従事者のパフォーマンスを上げる

1人の外科医が上手に手術を行うためには, 解剖の知識や疾患に対する知識が必要である. これらを「専門的知識」とよぶ.

一方で, 手術を行うためには, 巧みに手を動かして手術機器を操作できなくてはならない. これが「専門的な技術」である.

看護師においても経験のある看護師は, 専門的知識と技術をもっている. これらは看護師や医師がよいパフォーマンスを発揮するために必要な条件となるが, それだけでは必ずしもうまくいかない. 専門知識や技術をもっていても, それが十分に発揮されるためには「ノンテクニカルスキル」とよばれる能力・技術が必要である.

医療安全の観点からは, このノンテクニカルスキルの教育が重要である. 以下, ノンテクニカルスキルとその教育プログラムの1つであるチームステップスについて簡単に述べる.

a ノンテクニカルスキル

ノンテクニカルスキルとは, 認知的, 社会的スキルであり, 作業者の専門的知識やテクニカルスキルを補うものである. ノンテクニカルスキルとは「テクニカルスキルを補って仕事をより完全にこなすための認知的, 社会的, そして個人的なリソースとしてのスキルであり, 安全かつ効率的な業務の遂行に寄与するもの」と定義される.

ノンテクニカルスキルの具体的な構成要素として, 図3に示す7つの大きな柱がある.

①状況認知
自分の周囲を正しく知覚し, その意味を把握しそれがこの先どうなるかについての予測を行うこと.

②意思決定
状況に見合った判断や選択, 行動にいたるまでのプロセス.

③リーダーシップ
チームに指示を出しコーディネートを図る役割を担うのがリーダーであり, リーダーシップとはチームが目的を達成し, よいパフォーマンスを発揮するために必要なリーダーやメンバーの特質や行動のことをいう.

④コミュニケーション
情報やアイディア, 感情などを伝える手段や方法であり, とくに多くの医療事故の背景にはコミュニケーションがうまくいかなかったことが要因の1つと報告されている.

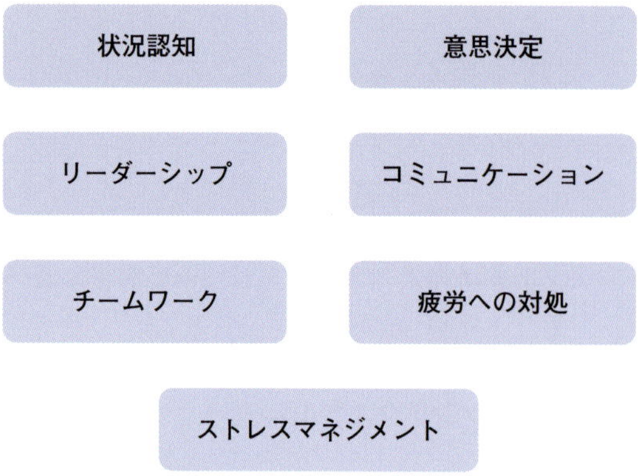

図3 ノンテクニカルスキルの構成要素
ノンテクニカルスキルとは認知的，社会的スキルであり，専門的知識や技術を補うものである．その構成要素として7つのものが示されている．これらの構成要素を明確にすることによって，教育やトレーニングが可能となる．
文献1）より引用

(構成要素：状況認知，意思決定，リーダーシップ，コミュニケーション，チームワーク，疲労への対処，ストレスマネジメント)

⑤チームワーク
同じ目的や使命に向かって，それぞれが役割分担してともに働くこと，複数の人間が相互に支援し衝突を解決しながら，情報交換やコーディネートを行うことをいう．

⑥疲労への対処
極度の疲労は職務遂行を不可能とするため，個人レベルと組織レベルの双方の配慮のことをいう．

⑦ストレスマネジメント
緊急事態に伴うストレスが目的達成や役割の実施に対する妨げとなるため，その解消のための配慮と対応のことをいう．

*

医療職として専門的知識や技術を有することに加えて，上述のノンテクニカルスキルを獲得することによって，より安全に医療が行える．こういったノンテクニカルスキルの教育については，現在さまざまなプログラムが開発されているところである．

具体的な手法として，航空業界ではクルーリソースマネジメント（Crew Resource Management：CRM）訓練というものがある．これらの知見を医療へ応用したものとして，「麻酔科医のためのノンテクニカルスキル」（Anaesthetists' Non-Technical Skills：ANTS）や「外科医のためのノンテクニカルスキル」（Non-Technical Skills for Surgeons：NOTSS）などがある．

今後医療専門職に対し，それぞれの現場に応じて多職種連携がより効果的に機能するためのトレーニングプログラムが新たに開発され，普及していくと考えられる．

b チームステップス

チームステップス（TeamSTEPPS®）は，Team Strategies and Tools to Enhance Performance and Patient Safety（医療のパフォーマンスと患者安全を高めるためにチームで取り組む戦略と方法）の略で，米国において国防総省や航空業界などの事故対策実績を元に米国医療研究品質局（AHRQ）によって作成されたチーム戦略である（p.68，column 参照）．

良好なチームワークを確立し，医療行為全般のパフォーマンス（医療行為の経過から結果までの全過程の行い方）と医療の安全性を高めるために，さまざまな具体的なスキルが提案されている．

チームステップスで提案されている4つの主要技能は，以下のものである．

①リーダーシップ

チーム活動を理解し，変化する情報をチームメンバーと共有し，必要な人的物的資源を確実に供給することによりチームメンバーの活動を調整する能力．

②状況モニタリング

チームとして協働するために，周囲や自己の状況を積極的に解析・評価し，それを周囲と共有することで目標を達成する方法．

③相互支援

責任感や労働負荷などを正確に評価することで，ほかのチームメンバーの要求や状況を把握し，労働や知識を支援する能力．

④コミュニケーション

コミュニケーションがうまくいかないことによって発生する医療事故は，事故総数の60％以上といわれている．チームステップスのプログラムでは，緊急時の情報伝達のスキルであるSBARやコールアウト（重大事態に際してより緊急性の伝わる状況の伝え方），チェックバック（正確な情報伝達のため情報の発信，受領，再確認を決まりとして行うこと），ハンドオフ（申し送り項目を共通化することでエラーの発生を防止する方法）といったスキルがある．

c フィジカルアセスメント

看護師はすべての医療従事者のなかで最も患者のそばにいる職種である．そのため患者の異常に一番早く気づくことができ，その対処を容易に開始することができる．

このための最も基本的で重要な能力はフィジカルアセスメント，つまり患者をみて評価する力である．上述のノンテクニカルスキルやチームステップスのスキルは，このフィジカルアセスメントの的確な能力があってこそ有効に機能するということを忘れてはならない．

3 コンフリクトマネジメント：対話によって新しい現実をつくり出す

医療現場では，医療を受ける患者やその家族の立場と，医療を提供する医師や看護師など医療従事者の立場のあいだで，認識上の齟齬や誤解が生まれやすい状況がある．いったん生まれた齟齬や誤解は，適切な対応が行われないとますますこじれてしまったり，深い憎悪や敵対感情を生み出す．

このことは，ある医療行為に対して同じ結果であっても，ある家族はクレームを述べ，別の家族は感謝して帰って行くことがあるという経験的事実でも確認することができる．

こういった状況に対応していくことも医療現場では必要であり，具体的な対応方法として積極的な対話促進が重要である．

対話促進の手法として，医療メディエーションがある．医療メディエーションの教育プログラムのなかでは，コンフリクトの定義は，「ある事象に対する認知が相容れないかたちで存在している状態．顕在化している場合もあれば，気づかれないまま潜在化している場合もある」とされている．この双方の認知のずれが衝突するときに，クレームや紛争が発生する．

医療メディエーションは「患者（やその家族）と医療者の対話を促進することを通して情報共有を進め，認知齟齬（認知的コンフリクト）の予防・調整を支援する関係調整モデル」と定義されている．

医療現場では，医療事故の問題のみならず延命治療の是非や意思決定の困難な患者の治療方針，遺伝子診断など先端医療技術の諸問題など，多くの医療倫理にかかわる問題も発生している．これらの問題に適切に対処するためにも，関係者の対話を促進し，それぞれ

の価値観を尊重して意思決定を図っていくことが重要であり，さまざまな場面で医療メディエーションの考え方は有効である．

個人事故と組織事故

ジェームス・リーズンという事故研究の専門家である心理学者の主著の『組織事故』において，「個人事故」と「組織事故」という概念が提起されている．すでに紹介した事例をまじえながら簡単にその考え方を紹介する．

事故には，その影響が個人レベルで収まる事故（個人事故）と，その影響が組織全体に及ぶ事故（組織事故）の2種類がある．

1 個人事故

事故の件数は，個人事故のほうが圧倒的に多い．前節で示した「シャンプーとリンスを取り違える」という事例や，「足の上に荷物を落としてしまう」といった事例が個人事故に含まれる．

個人事故では，ある特定の個人が事故を引き起こし，自分自身がその被害者でもある．個人事故では，その当事者にとって影響は大きいかもしれないが，その影響の範囲は限定されている．

2 組織事故

組織事故は，発生頻度は低いが，重大な事象であり，爆発，衝突，墜落，崩壊，有害物質放出などを伴う事故である．組織事故が起こるのは比較的まれであるが，複雑で近代的産業である原子力産業，航空産業，石油産業，化学産業，海運業，鉄道輸送業，金融業などでひとたび組織事故が起こると，大惨事をまねく．

さらに複雑で高度な組織が関与して発生する事故についても，組織事故というよび方をする．医療現場での事故は，被害の規模は大きくないが個人の死亡など重篤な結果と結びついている．かかわっている人間が複数であること，過程が複雑であること，結果が重篤であることから，医療現場での事故も組織事故として扱う．前節で紹介した異型輸血も組織事故であり，患者が死亡するという重篤な結果をまねいている．

通常，組織事故には複数の原因が存在する．医療事故に関しても，それぞれの病院や組織のさまざまな階層で働く人たちが関係している．異型輸血事例において，かかわった検査技師や看護師は夜間のほかの業務を含めて対応しており，決して悪意をもって行動していたわけではない．しかしあとから事例を振り返れば，それぞれの行動を決めている要因が直接的あるいは間接的に事故に影響を及ぼしている．

組織事故においては，事故とは直接関係ない人だけでなく，周辺の資産や環境を含めて被害は広範囲になる．異型輸血によって病院は事故後の患者家族への説明や謝罪，保健所や厚生労働省への報告，マスコミなど世間への公表など，さまざまな対応が求められる．患者家族の今後の生活への影響も計り知れない．

個人事故の特質は長い年月のあいだあまり変化していないが，組織事故は時代の流れとともにその特質は変化している．

医療安全の問題は，組織事故という観点から考えていくことが重要である．

レジリエンス

1 レジリエンスエンジニアリングとは

　医療に限らず航空や原子力をはじめとしてあらゆるハイリスク領域でいま注目されているのが，「レジリエンスエンジニアリング」という考え方である．エンジニアリングは工学と訳されるので，「レジリエンス工学」とよんでもよいだろう．

　エリック・ホルナゲルらを中心に提唱されたこの概念について簡潔に説明する．ホルナゲルらは，従来の安全性の概念を「安全Ⅰ」とよび，「安全とは，受け入れがたいリスクのないこと」と定義する．

　医療においては，たとえば手術を行うときに100％成功するということはむずかしいが，しかし実際に行う手術で90％失敗するということも通常はあり得ない．そういう手術はそもそもやってはいけないと考えられるだろう．つまり，手術をする側も受ける側も一定の低いリスクを受け入れて手術という治療を認めている．90％失敗する手術は普通の人には受け入れがたいであろう．

　このように一定のリスクがあるときには，種々の対策を講じてそのリスクが関係者に受け入れられるレベルまで低くすることが安全なのである，という考え方である．

　レジリエンスエンジニアリングにおける安全性の概念は「安全Ⅱ」とよばれ，「安全とはどのような状況でも成功する能力」と定義される．「安全とは条件が変わっても成功を実現する能力」ともいえる．またシステムが「予見されていた条件に加えて予見されていない条件下でも，求められている動作を継続する能力」ということもできる．

2 レジリエンスとは

　従来の失敗や故障をなくそうと努力するだけではなく，事態が改善し，強化し，力強いものにする取り組みが必要だと考え，この能力のことを「レジリエンス」という．

　レジリエンスとは，何かが起こる前にシステムがやるべきことを調整し，何かが起こっている最中や事後は，状況が予想したものであっても，予想外のものであっても，その機能を継続することができる能力を意味する．

　診療において，予定されていた治療計画を進めている最中に突然に患者が呼吸困難を訴えた場合に，看護師はどのように行動するか，ということを考えてみよう．クリニカルパス（入院時に患者に示す治療や検査，ケアなどの診療スケジュール）に示された経過どおりに診療が進まない場合，どう行動するかがマニュアルや手順書に示されていれば，まずはその行動に従うことが適切である．しかし，その一方で患者の観察を継続し状態が悪化するようであれば，マニュアルや手順書にない行動を自らの判断で行わなくてはならない．

　その行動や判断は医療スタッフの能力に依存する．本稿の前半で示したクオリティマネジメントの方向は，こういった能力を高める方向だということもできる．

　一般的には，レジリエンスという言葉は，物理の領域では物質が衝撃を受けて変形したあとの元の形への戻りやすさを示している．また精神科領域ではレジリエンスは精神的に後遺症を残すような大きな衝撃からの回復能力を意味する．

＊

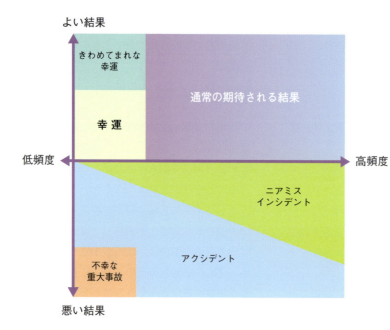

図4 安全管理の概念の拡張
従来の安全の考え方は，うまくいかなかった事例をもとにしてきた．図の下半分の範囲でインシデント，アクシデント，重大事故などを対象にしている．一方，現実の医療ではうまくいった事例がはるかに数多く発生している．通常の期待される結果や幸運といったカテゴリーである．さらに，きわめてまれな成功例というものも存在する．図はこれらのカテゴリーを，頻度と結果の良悪で示したものである．

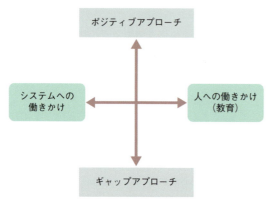

図5 ギャップアプローチとポジティブアプローチ
望ましい状態やレベルに対して，自分たちの足りない部分を見つけて改善する方法論をギャップアプローチとよぶ．一方，自分たちの組織の長所やよい点を発見し，さらにそれを伸ばしていく方法論をポジティブアプローチとよぶ．安全推進のためには，双方のアプローチにバランスよく取り組んでいくことが大切である．

　レジリエンスエンジニアリングという新しい考え方は，従来の安全管理の概念を拡張したものと考えられる（**図4**）．しかしそのなかで注目すべきことは，システムアプローチやヒューマンファクターの従来の考えでは，機械やコンピュータに比べると失敗の発生確率の高い人間の関与はなるべく減らそうという発想があったが，レジリエンスエンジニアリングではむしろ人間の臨機応変な判断力に一定の信頼をおき，さらにそれは向上可能で

あるという考え方に変わりつつあるということである．

ギャップアプローチとポジティブアプローチ（図5）

1　ギャップアプローチとは

　医療安全を推進するにあたって，インシデ

ントレポートで自分たちの業務遂行時のニアミスが何度も発生していることを知った場合，どう行動するだろうか．レポートで「自分たちの業務のこういう部分ができていない」「こういう部分が欠点である」ということを知って，その部分のエラーが起こりにくくなるように業務内容や環境を改善することが，従来の安全推進の行動といえる．

これは，レポートを介して自らの弱点やいたらない点を発見し，そこを改善するという方法論である．つまり，望ましいレベルに対して自分たちの足りない点を見つけて改善するので，「ギャップアプローチ」という．ギャップとは "gap" のことで，切れ目，裂け目，抜けている部分，欠落している部分という意味がある．

2　ポジティブアプローチ

一方で，診療の過程で完全に予定どおりにものごとが進行するということは実はまれであり，多くの場合さまざまな小さな変化や予想外の事態に適切に対応しながら診療が進み，期待された結果が得られている．

ニアミス事例であっても，実は間違えを発見した人がいて適切に行為が修正されたので，その事例はニアミスで済んでいるのであり，そうでなければ間違った行為が実施され，アクシデント事例となっていたわけである．

ここで間違いの原因を追及する方向とは別に，「間違いがなぜ発見できたのか」「この事例においてよかった点は何か」と，そのよかった点をさらに広めることで安全を推進しようという考え方が，「ポジティブアプローチ」の方法論である．

今までの安全管理の考え方は「ギャップアプローチ」に基づくものであり，一方レジリエンスエンジニアリングで提唱される考え方は「ポジティブアプローチ」と重なるといえる．

これらはどちらか一方だけでよいというものではなくて，双方のアプローチをバランスよく取り入れていくことが重要である．

引用文献
1) R. フィリン，P. オコーナー，M. クリチトゥン：現場安全の技術―ノンテクニカルスキル・ガイドブック．小松原明哲，十亀洋，中西美和訳，海文堂出版，2012．

Step 1-3　学習の振り返り

- 医療安全推進の考え方である「エラーマネジメント」「クオリティマネジメント」「コンフリクトマネジメント」は，それぞれ何を示しているか説明してみよう．
- 事故において，「個人事故」と「組織事故」の違いを説明してみよう．
- 「ギャップアプローチ」と「ポジティブアプローチ」の違いを説明してみよう．

4 ミスを防ぐための対策

Step 1

Step 1-4 学習目標

- PDCA サイクルとは何かなど，クオリティマネジメントの基本的な考え方を理解する．
- ミスを未然に防ぐための個人的な対策，組織的な対策について理解する．
- インシデント・アクシデントや医療事故の分析方法を理解する．

はじめに

医療の質をマネジメントするうえで，患者安全を保証するための医療安全管理は欠かすことができないものである．医療安全管理は，医療の質マネジメント（以下，クオリティマネジメント）の基本的な考え方やコンセプトに基づいて実践される．そこで，本稿ではそのいくつかについて説明する．

医療におけるクオリティマネジメントの基本的な考え方

医療におけるクオリティマネジメントを実践するうえで，必要な基本的な考え方やコンセプトがある．

1 PDCA サイクル（図1）

患者の安全確保や医療の質向上のために，病院認定事業を行う唯一の機関である公益財団法人日本医療機能評価機構（Japan Council for Quality Health Care：JQ）の評価体系にそったマネジメントを行うことは重要である[1)〜3)]．それは，評価体系がクオリティマネジメントにおける基本的考え方としての PDCA サイクルを利用した項目構成になっているからである．

PDCA サイクルとは，Plan（計画策定），Do（実施・実行），Check（情報の収集・検証），Action（計画の変更）であり，この繰り返しによって継続的改善が可能になるという考え方である．たとえば，転倒・転落の防止対策を立案するのが Plan，防止対策を実施するのが Do，対策実施後の転倒・転落の発生件数や発生要因を分析するのが Check，それらの分析結果に応じて防止対策を変更したり，追加したりする必要があるかどうかを検討するのが Action である．

Action で，防止対策にあまり効果がなく，防止対策の変更や追加が必要と認められた場合には，Plan にその内容が反映され新たなサイクルを回すことになる．

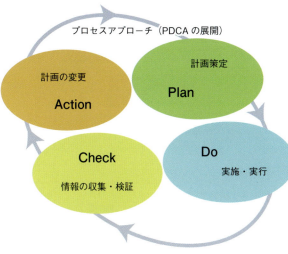

図1　クオリティマネジメントの基本サイクル（PDCAサイクル）

転倒・転落を例とすると，防止対策を計画するのが Plan，防止対策を実施するのが Do，対策実施後の転倒・転落の発生件数や発生要因を分析するのが Check，それらの分析結果に応じて防止対策について検討するのが Action である．このサイクルを回すことによって継続的な改善を図る．

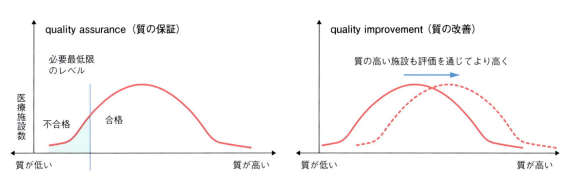

図2　質の保証と質の改善

質の保証とは，現在の必要最低限のレベルの医療水準までは質を保証する考え方である．質の改善とは，それぞれの施設において，現在の医療水準を超えてより高いレベルまで医療の質を向上させる考え方である．

2 Quality Assurance（質の保証）とQuality Improvement（質の改善）（図2）

医療の質を考える視点として，「質の保証（quality assurance：QA）」と「質の改善（quality improvement：QI）」がある．「質の保証」は，最低限，現今の医療水準までは質を保証する考え方である．「質の改善」は，現今の医療水準を超えて，もっと高いレベルまで医療の質を向上させる考え方である[4]．これらの2通りの考え方を図示すると図2のようになる．患者の安全を確保し，医療の質の保証・向上につなげるためには，この2つの視点をあわせもつことが必要とされている．

たとえば，他施設と比較したときに，自施設のある領域の患者安全を含めた医療の質が水準まで到達していないと評価された場合には，まず水準まで引き上げる取り組みを行うことが必要となる．

JQ による認定は，一定の水準を満たす必要があることから，質保証に貢献する．また，近年，ISO9001 の認証取得を目指す病院も

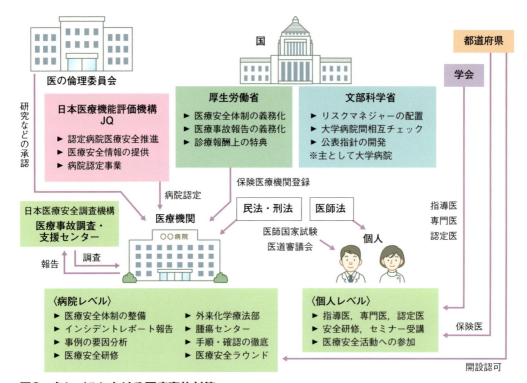

図3 各レベルにおける医療事故対策
医療事故防止対策は，厚生労働省や文部科学省など国から医療機関，個人に対する対策，医の倫理委員会や日本医療機能評価機構から医療機関に対する対策，都道府県から医療機関，個人に対する対策，学会から個人に対する対策など，さまざまなレベルで講じられている．

増えてきている．ISO9001 は，国際標準化機構（International Organization for Standardization：ISO）が定めたクオリティマネジメントシステムに関する国際規格である．ISO9001 の認証では質の向上が求められることから，継続的に質を改善する文化が組織に定着する．

各レベルでのミスを防ぐための対策

図3は各レベルにおける医療事故対策をまとめたものである．個人のレベルから国，行政のレベルまでさまざまな医療事故防止対策が講じられている．ここでは，とくに個人および組織（病院）のレベルでの対策を論じる．

1 個人における実践対策

インシデントレポートは院内報告制度として 2002（平成14）年に義務づけられて以降[5]，医療事故防止の方策として定着している．このインシデントレポートで最も多いのが『転倒・転落』および『薬剤』に関するレポートで，全体の3～4割を占める[6]．

『薬剤』エラーを考える際，その投薬プロセスを考えると理解しやすい[7]．568件の静脈注射について，107名の看護師による点滴準備および投与に関する前向き（prospective）観察研究によると，69.7％が臨床上少なくとも1回のエラーを生じ，25.5％が重大事例であったという[8]．

また，エラーのタイプは点滴速度間違い266件，用量間違い121件，混注間違い21件，薬剤配合禁忌3件の4種のタイプであわせて91.7％を占めており，投薬時の患者確認は41.7％にとどまっている[8]．

著者らの調査でも注射・点滴エラー1,849件のうち，看護師が関与したものは1,615件と多くを占めている[9]．これらの結果から，日常での臨床業務における個人レベルでの対策として以下のことが必須となってくる．

a 復唱確認

復唱は，国語辞典では，「確認のために言われたことを繰り返して言うこと」とある．看護業務を単独で実施する場合や患者の言ったことを確認する場合（患者確認など）に行われる．

例

前者の場合，たとえば，点滴の輸液ボトルの交換などで，「患者名，輸液製剤名，滴数」などを以下のように"復唱"する．交換時にボトルのラベルを見ながら，指で差し，「○○△△さん，ヨシ！」「ボトルは○○3号500mL，ヨシ！」「滴数は時間20mL，ヨシ！」などと言う．

b 指差呼称（喚呼）

指差呼称は，旧国鉄（日本国有鉄道）の運転士が行う，信号確認のために始まった安全動作である．対象を指で差し，大声で確認する行動によって，意識レベルを切り替えて集中力を高める効果を狙った行動である．危険予知トレーニング（Kiken Yochi Training：KYT）にも取り入れられている．

例

具体的には，上記の例が該当するが，電車の運転士の動作を観察してみると納得がいく．電車の発車時に運転士は指を差しながら前方の青信号を注視し，「青信号，ヨシ！出発進行！」などと発声し，電車を発車させている．

c ダブルチェック

ダブルチェックは，本来，2回点検し，再確認を行うことを意味する．このため，前述の「復唱確認」と同義にとらえることもある

---

column 新生児の取り違え

2018（平成30）年4月，ある大学病院での50年前の新生児取り違え事例が報道された．

発生当時はリストバンドなどはなく，生まれたばかりの新生児の足の裏に油性ペンで「○○さんベビー」と母親の氏名を書いていた．生まれた新生児は看護師が預かり，清拭のあと氏名を書くのだが，ほぼ同じ時刻で生まれた2人の新生児が，間違えられることは十分にあり得る．

「1患者1行為」の原則とわれわれ医療従事者の不注意で人の人生を変えることがあることを肝に銘じておく必要がある．

が，医療においては経験年数の異なる先輩と後輩，あるいは医師と看護師など異職種で行うことである．

例

たとえば，輸血製剤の投与の際，患者名，輸血製剤名，投与量，投与時間などを異なる2名で確認することである．医師が「○○△△さん，MAP（輸血）2単位，3時間で投与．」と言うと，看護師が同じ内容を復唱確認するものである．

d 1患者1行為

「1患者1行為」の考え方は，「1患者1トレイ」の原則からきている．「1患者1トレイ」とは，準備した薬剤などを患者のベッドサイドに持参するときは，複数の患者の薬剤の取り違え[10]などを防止するために，1名の患者の薬剤を1つのトレイに準備する，という考え方である．

同様に，「1患者1行為」とは，1名の患者に対する行為とほかの患者に対する行為が重ならないように実施することである．たとえば，1名の患者の検査を完全に終えないうちに，別の患者の検査も同時に開始してしまうと，その行為の過程で検査結果が取り違えられてしまうこともある．

> **補足**：リストバンドは個人認証としての医療事故対策に有用なツールの1つといえる．しかし，ここにも落とし穴がある．
> 2名の入院患者が同時に入院してきたとする．その2名のリストバンドを同時に発行し，リストバンドが逆転することは十分あり得る．
> 1名の患者にリストバンドを発行し，入院手続きが完了してから，次の患者のリストバンドを発行することが重要である．

2 組織としての防止対策

患者安全を保証するためには，組織的に医療安全対策を講じる必要がある．これは医療法のなかにも明記され，また診療報酬の医療安全対策加算を算定する要件にも，組織的な医療安全対策を実施することが挙げられている．

---

column 医療事故調査制度

医療事故調査制度が2015（平成27）年10月1日に開始された．本制度は，医療法の改正により，死亡または死産において病院管理者（病院長）が予期せぬものと判断した場合にのみ，医療事故調査・支援センター（一般社団法人日本医療安全調査機構）に報告するものである．医療事故が発生した医療機関において院内調査を行い，その調査報告を医療事故調査・支援センターが収集・分析することで再発防止につなげるための医療事故に係る調査の仕組みで，責任追及ではないとしている．

この制度により，患者の安全が確保され，日々診療に尽力する医療従事者が過失傷害罪に問われることがないよう期待したい．

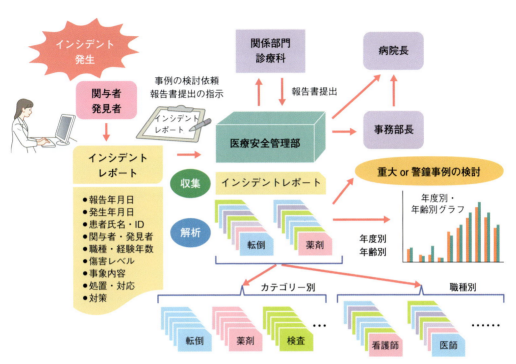

図4　院内報告制度の例
インシデントレポートは，電子システムあるいは紙媒体にて医療安全管理部に報告される．収集されたレポートは同部の日常業務として分類，集計および分析される．また，同部や医療安全管理委員会などで検討され，類似のインシデントの再発防止に役立てられる．緊急時は病院長に即座に報告される場合がある．さらに，重大事例あるいは警鐘事例は個別に検討され，院内で情報共有される．

a 院内報告制度

1）院内報告制度とは

　医療安全対策について，医療安全管理部門に所属する医療安全管理者が，医療安全管理委員会と連携しつつ，院内の医療安全にかかわる状況を把握し，その分析結果に基づいて医療安全確保のための業務改善などを継続的に実施することが必要である．

　院内の医療安全の状況把握の方法として用いられるのは，院内報告制度である．**図4**に示すように，院内報告制度によって収集されたインシデントレポートを月別，カテゴリー別（分類別），患者への影響度（受傷）レベル別，職種別，部署別，病棟別，および診療科別などによる報告件数としてまとめ，毎月開催される医療安全管理委員会，リスクマネジャー会議などで報告される．このような報告は定量的ではあるが一応の傾向を把握し，対策に寄与することができる．

　たとえば，A病棟では転倒・転落が多い，B病棟では薬剤エラーが多い．○○科では，医療事故発生後医師の報告件数が増加したなどである．その他，その月で発生した事例のうち，重大な事例や発生してはいないが発生していたら重大な事故につながったであろう事例などが提示される．

2）情報をもとにした対策の決定

　院内報告制度で医療安全管理部に報告されたレポートは，同部に所属するリスクマネジャーらにより各事例の分析が行われ，事例の重大性，発生の要因，対策などが検討される．

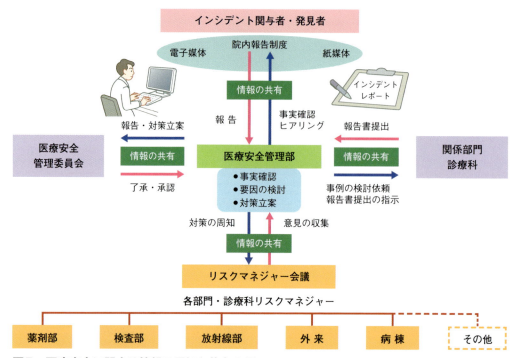

図5　医療安全に関する情報の周知と共有の例
病院内で発生したインシデントやアクシデントは，院内報告制度によってインシデントの関与者や発見者から医療安全管理部に報告される．医療安全管理委員会で，病院で共有するべき内容の検討，対策の立案を行い，各部門や診療科のリスクマネジャーで構成されるリスクマネジャー会議を通して，医師や看護師などすべての職員に情報が共有される．

　ここで重要なのは，病院で発生するインシデントやアクシデントは種々の要因が複雑に絡み合っており，医師や看護師，薬剤師など多職種の視点で検討されることである．そして，それらの検討された内容は，医療安全に関する最上位の医療安全管理委員会（病院によって呼称は異なる）で，病院で共有するべき内容が検討され，対策などが決定される．

　本委員会で決定された対策などの重要事項は，各部門や診療科のリスクマネジャーで構成されるリスクマネジャー会議や病棟医長・外来医長や看護師長などの現場の責任者で構成される病棟・外来会議などで伝達される．各部門・診療科では所属する医師や看護師などすべての職員に周知され，情報が病院全体で共有されることになる．**図5**には情報の周知と共有についての概略の1例を示している．

b 人間工学を活用したヒューマンエラー低減対策

　ヒューマンエラーを防止するための方策として，「人は誰でも間違える」ことを前提に，人がシステムや機械などにあわせるのではなく，それらを人にあわせるという発想に基づいて，次に示す人間工学の考え方が導入されている．

1）Fail safe（フェイルセーフ）

　装置や機器，システムなどが誤動作や異常な状態などに陥った際でも，安全に停止できるように設計しよう，という設計思想，またはそれを意図した設計手法のことで，信頼性設計の1つである．

これは,「装置やシステムは必ず故障する」ということを前提としたものである．その例として，家庭で使用する電気は電力会社から供給される際，必ず配電盤を通るが，大きな電流が通ったりするとブレイカーが停止し，電力が供給されなくなるしくみがこれにあたる．

2) Fault tolerant（フォールトトレラント）

システムの一部に障害が生じても全体が機能停止することはなく，動作しつづけるようなシステム設計をいう．人工呼吸器など人命に影響を与える機器などにおいて，停電しても自動的に電力供給がバッテリー機能に移行するしくみがこれにあたる．

3) Fool proof（フールプルーフ）

間違った操作方法でも事故が起こらないようにする安全設計のことである．たとえば，手術室にある酸素，窒素，吸引などのバルブ接続部は，当該のバルブしか接続できないピン方式となっている[11]（**図6**）．また，医療用の酸素や二酸化炭素ボンベなどは，医薬品ラベルの貼付とともに色分けで間違いを防いでいる．

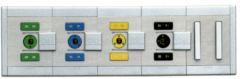
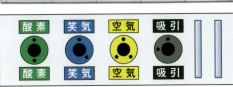

図6　手術室のガス・吸引・パイピング
手術室にある酸素，窒素，吸引などのバルブ接続部は，当該のバルブしか接続できないピン方式となっている．

分析手法

読者のみなさんは，EBMという用語をご存知だろうか．EBMはEvidence-based Medicineのことで，日本語に訳すと「証拠に基づく医療」ということになる．

医学や看護学において日常的に行われている治療や看護は，これまでの研究などで明らかとなったデータや事実に基づいて行われている．たとえば，有名な先生が「この病気にはこの治療法が有効である」と言っても，これまでの治療法と異なる場合にはその治療法が有効である証拠を示すことが必要となる．

その証拠が"Evidence"で，一般にそれを導き出す方法によって，そのEvidence（証拠）が「より信用（信頼）できるもの」から「そうでないもの」までランクづけされている．このことを「エビデンスレベル」とよび，エビデンスレベルが高いものは信頼性が高く，エビデンスレベルが低いものは信頼性が低いということになる．

図7にクオリティマネジメント活動の「研究分析手法」をまとめたが，図中の①〜⑥の番号はエビデンスレベルを示している．そのなかでは，①ランダム化試験はエビデンスレベルが最も高く，⑥症例研究はエビデンスレベルが最も低い．言い換えると，①ランダム化試験によって実施された研究結果は最も信頼でき，⑥症例研究によって得られた知見は最も信頼できないということになる．ここでは示していないが，症例研究より信頼性の低いものは，データに基づかない専門委員会や専門家の意見となる．それぞれの研究手法の特徴は**表1**のとおりである．

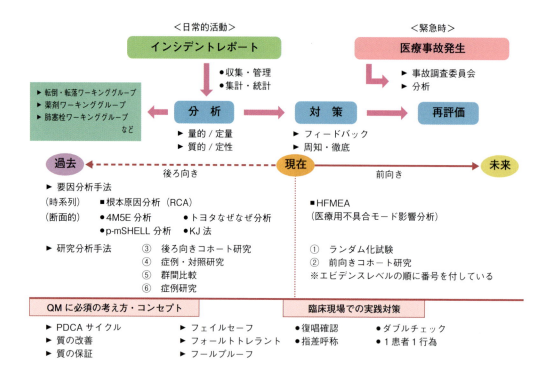

図7　医療安全・クオリティマネジメント活動および分析法のまとめ

医療安全におけるクオリティマネジメントは日常的に行われており，インシデントに対する分析，対策立案，再評価が行われている．要因や研究の分析方法は現在から過去にさかのぼって分析する後ろ向き研究と，未来に向けて分析する前向き研究がある．（QM：クオリティマネジメント）

表1　研究分析手法

エビデンスレベル 高→低		
	❶ランダム化（無作為）試験	ボランティアで研究に参加する人たちに与える影響（たとえば，地域性，性，年齢，運動や食事などの生活習慣）を極力少なくするため，無作為（ランダム）に参加者を選んで研究する方法である
	❷および❸のコホート研究	たとえば，ある病気について，異なる生活習慣にある複数の集団を一定期間追跡し，その発生した病気の割合を比較するなどの研究がこれにあたる．追跡する場合には将来にわたることから，前向き研究でもある．過去のデータを調査する場合には，後ろ向きということになる
	❹症例・対照研究	主として有害事象やまれな病気の背景因子を探るための研究方法で，あるデータを過去にさかのぼって研究を行うため，後ろ向き研究であるともいえる．たとえば，インシデントレポートから転倒・転落の傾向を検索するのもこの方法である
	❺群間比較による研究	たとえば性別や年齢などで2群に分け，治療と効果や薬剤の副作用（有害事象）との関係をみることで仮説を立てることができる
	❻症例研究	症例報告やケースシリーズがこれにあたり，まれな症例に関する報告である．エビデンスレベルは低いものの，新しい疾患概念を報告するきっかけとなることがある

1 要因分析手法

a 4M5E 分析

発生した不具合事象（インシデント，アクシデント）について，4M―「Man」（ヒト：関与者の心身的な要因および作業能力的な要因），「Machine」（設備，機器：器具の固有な要因），「Media」（環境：関与者に影響を与えた物理的，人的な環境の要因），「Management」（管理：関与者が所属する組織における管理状態に起因する要因）の視点から要因を抽出し，これらの要因に対して，5E―「Education」（教育・訓練：業務遂行のため必要な能力，業務への意識を向上させるための方策），「Engineering」（技術・工学：安全性を向上させるための設備，方法の技術的な方策），「Enforcement」（強化・徹底：業務を確実に実施するための強化・徹底に関する方策），「Example」（模範・事例：具体的な事例を示すための方策），「Environment」（環境：作業環境を物理的に改善する方策）の視点から対策を検討する原因対策対応式（マトリックス式）の分析手法である．

手順は，「4M 分析（要因分析）」と「5E 分析（対策立案）」に分け，不具合事象に関するできるだけ詳細な情報を入手し，その事象の概要を 4M5E マトリックスに記述する．

■ 4M 分析（要因分析）

①不具合事象の要因を 4M の視点から分析し，4M 要因分類表にしたがって分類する．
②4M5E マトリックスに対応する区分を整理したうえで，箇条書きで簡潔に要因を記述する．
③不具合事象から見落とし，漏れがないかを

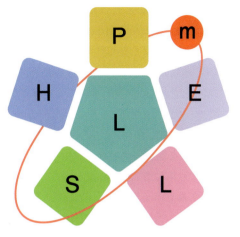

図8 p-mSHELLモデル

p(patient)：患者，m(management)：管理，S(Software)：ソフトウェア，H(Hardware)：ハードウェア，E(Environment)：環境，L(Liveware)：当事者以外の人たち，L（Liveware）：当事者を示す．医療におけるシステムは，それぞれの要素が絡み合って構成されている．

チェックする．

■ 5E 分析（対策立案）

①4M 分析において，抽出，分類した要因に対して 5E 対策分類表にしたがい，対策を導き出す．ここで，要因1つに対して少なくとも1つの対策を立てる．
②4M5E マトリックスに対応する区分を整理したうえで，箇条書きで簡潔に対策を記述する．

b p-mSHELL 分析

p-mSHELL 分析のもととなった考え方にSHEL モデルがある．SHEL モデルは，当初航空業界で提唱されたもので，**図8** のように医療におけるシステムを図式化し，システムの中心に当事者（Liveware），その周辺に①ソフトウェア（Software）：手順書，マニュアル，規則，ガイドラインなど，②ハードウェア（Hardware）：医療機器・器具・器材，

設備，施設の構造など，③環境（Environment）：温度，湿度，照明などの物理的環境，仕事や行動に影響を及ぼすすべての環境など，④当事者以外の人たち（Liveware）：事故に関与したほかのスタッフ，患者や家族など，の4つの要因を配置し，各インターフェース間に問題がないかを分析する手法である．

この手法を医療システムに適用するため，SHEL モデルに管理 management の「m」，さらに患者 patient の「p」の2つの要素を追加したものである．

c KJ法

一般的に，フィールドワークで多くのデータを集めたあと，あるいはブレインストーミングによりさまざまなアイディアを出したあとの段階で，それらの雑多なデータやアイディアを統合し，新たな発想を生み出すために KJ 法が行われる．これは文化人類学者の川喜田二郎氏によって考案された分析法であり，多くの断片的なデータを統合して，創造的なアイディアを生み出し，問題解決の糸口を探っていく手法である．

プロセスそのものは4つの段階から構成され，一見シンプルで容易に見える．しかし，実際に使いこなすためには訓練が必要である．

*

その他，元トヨタ自動車工業副社長の大野耐一氏が始めたという「なぜなぜ分析」や，わが国の品質管理の先駆者である石川馨氏が始めた「特性要因図（fish bone chart）」などの手法があるが，いずれも不具合の要因や原因を1つも漏らさず特定しようとした手法である．

2 時系列分析手法

さて，ここまでは断面的な要因分析手法を説明したが，医療上のインシデントやアクシデントなどでは，それにいたるまでのさまざまなイベントの解明も要因分析のうえで重要な要素を占め，それを時系列で考えるのが理解しやすい．

ここでは，VA NCPS（Department of Veterans Affairs National Center for Patient Safety：米国退役軍人省国立患者安全センター）が1999年に患者安全を推進し，根本原因分析調査を容易にするためのツールとして開発した，根本原因分析（Root Cause Analysis：RCA）および医療用不具合モード影響分析（Health Failure Mode and Effect Analysis：HFMEA）について説明する．

前者はインシデントレポートで報告された事例について時系列（chronologically）で「なぜ起こったのか？」を検証する，いわば後ろ向き（retrospective）対策，後者は将来的に発生する不具合（failure）を工程（プロセス）にしたがってその予測を立て，その不具合の発生頻度や重大性により優先順位をつけ，対策を講じる，いわば前向き（prospective）対策といえるであろう．

歴史的には，RCAはもともと米国陸軍が1949（昭和24）年にシステムや備品の不具合の影響を究明するための信頼性工学の手法であった不具合モード影響分析（Failure Mode and Effect Analysis：FMEA）を開発した際の派生物である．その後，1960年代に米国航空宇宙局（National Aeronautics and Space Administration：NASA）がアポロ宇宙計画のために利用し，1960～70年代は米国の製造業で利用されている．また，FMEA をさらに医療に適用するため，前述のように VA NCPS により HFMEA が開発された．

a RCA

　根本原因分析（RCA）は，不具合あるいは事故が発生したあとに，これらからさかのぼって，背後に潜む原因を探る方法である．VA NCPS では，医療用の RCA が開発され，広く活用されている．わが国でも，VA NCPS を参考にしながら，国内の医療状況などをふまえた RCA が開発されている．

　RCA の目的は，事故の経緯を時系列で明らかにし，根本原因を探し，再発防止策を立案することにある．RCA は，多職種から構成されるチームをつくり（1 グループ 6 〜 7 名），リーダー（司会）と書記を決め，みんなで意見を出し合いながら進める．

■ RCA の手順

①時系列に沿って事故が発生するまでの出来事を並べて，出来事流れ図を作成する．
②整理した出来事の一つひとつについて，「なぜ？」→「答え」を 3 〜 5 回くらい繰り返し，根本的な原因がみえるまで掘り下げる（この手法は，「なぜなぜ分析」とよばれる）．
③なぜなぜ分析から導き出された根本原因の候補と，発生した事故（結果）との因果関係を検証しながら因果図を作成し，根本原因の確定を行う．
④根本原因に対する対策を立案する．

b HFMEA

　医療用不具合モード影響分析（HFMEA）では，何か新しいシステムを導入するための企画・設計の段階で，不具合や事故を発生させる要因を抽出し，その発生頻度や影響度を評価し，点数をつける．その点数によって，不具合や事故を防ぐための対策の優先順位が決められる．

　HFMEA は RCA とは異なり，医療事故やヒヤリ・ハットを未然に防ぐことが目的である．すでに発生してしまった場合には，RCA を用いる．つまり，HFMEA と RCA をセットで実施していくことが重要である．

　産業界では古くからこの手法が用いられており，Failure Mode は「故障モード」と訳されているが，医療の場合には，医療機器だけでなく人間の行動も要因となることから，「不具合様式」とよぶことが推奨されている．また，Failure を「故障」と訳すと，患者や家族に医療従事者に過誤があったと印象づける可能性もあることによる．

c KYT

　KYT は，危険（Kiken），予知（Yochi），トレーニング（Training）のそれぞれの頭文字をとったものである．職場や作業の状況のなかに潜む危険要因とそれが引き起こす現象を，①職場や作業の状況を描いたイラストシートを用いる，②現場で実際に作業をさせたり，作業してみせたりする，などして小集団で話し合い，考え合い，わかり合うことを目的とした訓練である．

　危険のポイントや重点実施項目を理解して危険に対する感受性を鋭くし，指差呼称などの工夫を取り入れることで，事故を未然に防ぐための危険を予知する能力を身につけることを目的としている．

　KYT は次の 4 ラウンド法で進めていく．

■ KYT の手順

■第 1 ラウンド—現状把握：どんな危険が潜んでいるか

　イラストシートなどの題材を用いて，その題材に潜んでいるあらゆる潜在危険とその危険の要因を発見する．また，その潜在危険によっ

てどんな事故が起こり得るのかを予知する.

■第2ラウンド―本質追究：これが危険のポイントだ

第1ラウンドで発見した危険のうち，重要と思われる危険を選び出す．また，そのなかでもとくに危険だと考えられる「危険のポイント」を1つ選び出す．

■第3ラウンド―対策樹立：あなたならどうする

第2ラウンドで選び出した「危険のポイント」を解決するために「あなたならどうする」と問いかけ，対策を考える．この対策は実行可能で具体的でなければならない．

■第4ラウンド―目標設定：私たちはこうする

第3ラウンドで出された対策から「重点実施項目」を絞り込む．そして，それを実践するための「チームの行動目標」を立てる．

この手法は4つのステップで手順よく，潜在的な危険や要因から対策までを自分で考え，行動する前に解決策をあらかじめ取得できるという，分析と訓練を兼ね備えたものである．

KYTは，労働災害防止の訓練の手法として，もともと産業界で発展したものであり，中央労働災害協会が実施し，近年では医療界でも広く活用されている．

エビデンスに基づく医療安全

従来，医療安全は病院の実践部門としてとらえられる傾向にあった．わが国のこの領域での論文数は欧米と比較し，はるかに少なく，このことは医療安全が「医療安全（管理）学」という学問としての位置づけに達していないことを意味する．また，インシデントやアクシデント，有害事象の要因分析では疫学や統計学的手法を用いて解析するのが本来の解析手法であると考える．看護師は統計学を習得する機会が少なく，事態は医師より深刻で，統計学を駆使した分析には統計学や公衆衛生学の教員の協力が不可欠である．

しかしながら，インシデントレポートを活用することは，医療安全管理を含めた医療のクオリティマネジメントにおいては必須の日常的業務である．筆者らの調査によると，1件のインシデントレポート作成に費やす時間は約3分で[12]，仮に年間2,000件のレポートが提出されると年間6,000分，100時間が費やされていることになる．このように多数の医療従事者が提出しているレポートについて，クオリティマネジメントはさらなる分析・解析を行うことが必要である．

おわりに

本稿では，「ミスを防ぐための対策」とその「基本的な考え方」を解説した．厚生労働省による医療安全管理体制の整備の義務化が始まって15年以上が経過し，院内報告制度であるインシデントレポートも大規模病院では電子化システムによる報告が当たり前となっている．また，ミスを防ぐためにさまざまなシステムが考案されている．

しかしながら，インシデントが減ったという実感はない．そのことは，システムを導入するとそれによって新たなインシデントが発生する，という事実からも理解できる．いくらすぐれたシステムであっても，使うのは人であり，人の手を介さないシステムはあり得ない．結局，医療の安全を確保するのは，われわれ人であることを忘れてはならない．

また，医療安全にはインシデントレポートという，日常発生するインシデントの再発予防を目的とした膨大なデータがあるが，すべてのインシデントが報告されているのか，職種によって医療安全に対する意識が異なり報告数が異なるのではないか，などの問題点が指摘されている[13)14)]．加えて，標準化，統一化を目指してさまざまな政府機関を設立して医療安全を推進する米国と異なり，わが国の医療安全は主として医療安全対策加算を含む医療法によって推進されており，財政的，人的支援は十分であるとは言い難い[15)16)]．

　とはいえ，どのような環境にあっても，クオリティマネジメント活動により，目前のインシデントを減らすことは医療安全に従事する者の使命である．

　本稿で示した医療安全対策の基本である「クオリティマネジメントの考え方」をよく理解し，それに基づいた対策を講じることが必要である．読者の努力と医療安全に対する情熱に期待したい．

引用文献

1) 廣瀬昌博，田中紘一：外科病棟・手術室におけるリスクマネジメント．外科病棟・手術室のリスクマネジメント．松野正紀，押田茂實，根岸七雄編著，p.38～48，中外医学社，2004．
2) 廣瀬昌博：外来化学療法に病院機能評価認定がなぜ必要か？ Medical Practice 20（10）：1794, 2003．
3) 廣瀬昌博：安全管理と病院機能評価第2領域．Medical Practice 20（11）：1951, 2003．
4) 廣瀬昌博：安全管理への第三者評価認定の受審と活用．看護管理 14（11）：926～931, 2004．
5) 厚生労働省：医療安全対策のための医療法施行規則の一部改正について
http://www.mhlw.go.jp/topics/bukyoku/isei/i-anzen/2/kaisei/index.html より 2018年9月12日検索
6) 廣瀬昌博：インシデントレポートに学ぶ 研修医のためのリスクマネジメント講座―レジデントのリスク感性を磨くエピソード50．文光堂，2007．
7) 廣瀬昌博：インシデント・アクシデントの現状，メディケーションエラーの重大性と予防策．日本内科学会雑誌 101（12）：3379～3385, 2012．
8) Westbrook JI, Rob MI, Woods A, et al：Errors in the administration of intravenous medications in hospital and the role of correct procedures and nurse experience. BMJ Qual Saf 20（12）：1027～1034, 2011．
9) Tsuda Y, Hirose M, Egami K, et al：An analysis of intravenous medication errors using incident reports at a teaching hospital in Japan: a retrospective study. ISPOR's（International Society for Healthcare

---

column **統計学を用いた転倒・転落の研究**

　図7（p.50）に事例の要因分析とともに，医療安全やクオリティマネジメント活動を対象とした研究手法もまとめた．転倒・転落に関する研究で2つの手法を紹介する．

　江上らは1,300床の病院の3年間の転倒・転落に関するインシデントレポートを用いた後ろ向き研究を行っている．その結果，患者の性別や年齢に有意差はない，外科系より内科系診療科の転倒率が高い，入院翌日が最も転倒が多いことなどを報告している[17)]．

　一方，森本らは1,220床の大学病院で小児科，ICUを除く18病棟で1か月間，転倒のリスクアセスメントシートを調査し，その後の転倒・転落をフォローするという前向き研究を行っている．この研究では，統計学的手法を用いて，病棟転倒リスクスコアを作成し，転倒の予測が良好であったという[18)]．

　看護学では実践が重んじられることが多いが，インシデントレポートのようにたくさんの蓄積されたデータを用いることで，病棟での実践が研究に結びつくことも学んでほしい．

Economics and Outcomes research）14th International Annual Congress, Washington, DC, USA, 2012.
10）廣瀬昌博：輸液ができる─輸液トラブル集．臨床研修プラクティス 1（5）：28〜36，2004．
11）廣瀬昌博：安全インターフェース特集　医療安全インターフェース技術開発のためのキーポイント．ヒューマンインターフェース学会誌 11（2）：93〜100，2009．
12）廣瀬昌博：厚生労働科学研究費補助金地域医療基盤開発推進研究事業「医療安全管理体制の整備に関する研究─認定病院を対象とした医療安全管理体制の実態と評価結果の関連に関する検証─」平成22〜23年度総合研究報告書　平成23年3月．
13）Hirose M, Regenbogen SE, Lipsitz S, et al：Lag time in an incident reporting system at a university hospital in Japan. Qual Saf Health Care 16（2）：101〜104, 2007.
14）Regenbogen SE, Hirose M, Imanaka Y, et al：A comparative analysis of incident reporting lag times in academic medical centres in Japan and the USA. Qual Saf Health Care 19（6）：e10, 2010.
15）Hirose M：Is patient safety sufficient in Japan? Differences in patient safety between Japan and the United States – Learning from the United States. J Hosp Adm 5（6）：1〜13, 2016.
16）Hirose M, Kawamura T, Igawa M,et al：Patient Safety Activity Under the Social Insurance Medical Fee Schedule in Japan：An Overview of the 2010 Nationwide Survey.J Patient Saf, 2017 [Epub ahead of print]
17）江上廣一，廣瀬昌博，津田佳彦ほか：インシデントレポートからみた臨床研修病院における転倒・転落事例の臨床疫学的側面．日本医療・病院管理学会誌 49（4）：205〜215，2012．
18）森本剛，雛田知子，長尾能雅ほか：大学病院における転倒・転落事故の疫学と病棟リスクスコアの開発．医療の質・安全学会誌 2（1）：18〜24，2007．
19）Sorra J, Nieva V, Famolaro T, et al：Hospital Survey on Patient Safety Culture: 2007 Comparative Database Report
http://www.ahrq.gov/professionals/quality-patient-safety/patientsafetyculture/hospital/2007/hospsurveydb1.pdf より2018年8月2日検索
20）種田憲一郎，奥村泰之，相澤裕紀ほか：安全文化を測る─患者安全文化尺度日本語版の作成─．医療の質・安全学会誌 4（1）：10〜24，2009．
21）廣瀬昌博，津田佳彦，江上廣一ほか：医療安全文化測定の全国調査における薬剤師に関する検討．日本医療マネジメント学会雑誌 14（suppl）：314，2013．

Step 1-4　学習の振り返り

- PDCAサイクルについて説明してみよう．
- 「復唱確認」「指差呼称」「ダブルチェック」「1患者1行為」について，それぞれ説明してみよう．
- 「Fail safe（フェイルセーフ）」「Fault tolerant（フォールトトレラント）」「Fool proof（フールプルーフ）」について，それぞれ説明してみよう．
- 医療安全に関する研究方法について説明してみよう．

---

column　医療従事者の不足と医療安全

　医療安全文化測定を実施すると，それを構成する12因子（Factor）のうち，Factor 9の人員配置について，米国では肯定的回答率が50〜60％程度であるのに対して，わが国では30％に満たないのが現状である[19)〜21)]．

　また，勤務時間は60〜80時間／週に該当する医療従事者が60％前後に達する[21)]こととあわせると，医療安全文化の醸成度が米国より低いのは，何よりも医療従事者の不足が最も大きな要因であることは明らかである．

　これらの数字から，医療従事者の悲鳴が聞こえてくるのは筆者だけではない．早急で適切な改革が必要である．

5 医療安全のマネジメント

Step 1

5 医療安全のマネジメント

Step 1-5 学習目標
- 安全管理体制整備と医療安全文化の醸成の重要性を理解する.
- 医療事故・インシデントレポートの分析と活用方法について理解する.
- 多重課題の特徴とその対応方法について理解する.

安全管理体制整備と医療安全文化の醸成

1 安全管理体制整備

　なぜ安全管理体制を整備する必要があるのか. それは，医療における安全は，個人の努力だけでは達成できないからである. 現代の医療は，医療機器，治療法などの進歩に伴い，高度な専門性を有する多くのスタッフがかかわることで成り立っている. 有害事象（いわゆる医療事故も）は，一見，現場のスタッフ個人のヒューマンエラーによって起こっているようにもみえる. しかし実は，環境，ハード，システムの問題が根本にあることが多い. 病院は，これらの環境，ハード，システムを良好に保ち，そこで働く人々が，個々の能力を十分発揮できるように体制をつくらなければならない. これが，安全管理体制の整備である.

　以下に，安全管理体制が整備されていなかったことが問題となった事案を紹介する.

■ 横浜市立大学医学部附属病院（現：横浜市立大学附属病院）　患者取り違え事例

　1999（平成11）年1月11日，心臓疾患の患者と肺疾患の患者を取り違え，心臓疾患の患者に肺嚢胞壁切除縫縮術を，肺疾患の患者に僧帽弁形成術が行われた[1].

　原因として，①2人の患者を1人の病棟看護師が同時に手術室へ移送した，②手術室交換ホールでの患者受け渡し時に患者を取り違えた，③患者とカルテが別々の窓口で引き渡され，別々に手術室へ移送された，④麻酔科医の患者確認が不十分であった，⑤麻酔開始前に主治医が立ち会っていなかった，などが挙げられた.

　この事例は，わが国で「医療事故」について関心が高まるきっかけとなったものである.「2人の患者を移送した看護師が悪い」あるいは「患者確認をしなかった麻酔科医が悪い」のではなく，組織として安全な医療を提供できる状況になかったことが問題の根本にある.

■ 東京医科大学病院　心臓手術事例

　2002（平成14）年10月〜2004（平成

16）年1月のあいだに，心臓弁手術を受けた患者4名が死亡した事例である[2]．調査委員会の報告書の「安全管理向上へ向けての提言」には，①患者中心の医療，②医療事故の報告，③医療の質の保証と改善，④患者とのコミュニケーションの確保，⑤外科医の卒後教育が挙げられている．ここでは，インシデント・アクシデント報告システムや，院内で各診療科の点検を行う委員会の整備などへの取り組みの不十分さが指摘されている．

群馬大学医学部附属病院　肝臓手術事例

2009（平成21）～2013（平成25）年のあいだに，開腹肝切除術で10例，腹腔鏡下肝切除術で8例の死亡事例が発生した[3]．

事故報告書では，事故の原因として，倫理審査手続きが徹底されていない，インフォームド・コンセントを管理する体制が整っていない，重大事例の報告システムの重要性が周知徹底されていないなど，組織としてのしくみや機能の不十分さが指摘されている．

a　どのような安全管理体制があるか

前述した事案も含めたさまざまな事象を経験したことにより，おおよそどのような安全管理体制が必要であるかが明らかになり，法令も整備されてきた．安全管理体制を確保することの2つの大きな意味は，①現場への情報の周知と，②現場からの報告である．

具体的には，病院長，各委員会など病院内部のみならず，国，都道府県など外部からの医療安全に関する情報が，正しく全職員に行き渡る必要がある．また，インシデントや死亡事例について，これらが医療安全担当部門や病院長，医療安全担当副院長へ報告されることが，安全のためにまず必要なことである．したがって，現場と病院長（経営陣）を双方向でつなぐ体制ができている必要がある．また，安全管理体制は，これら医療安全に直接かかわる部門のほか，感染や医療機器，医薬品，患者相談窓口など，さまざまな部門と連携することで成り立っている．その例として，筆者の所属する東京医科大学病院の安全管理に関する体制を紹介する（図1）[4]．

b　個人としてどのように安全管理体制にかかわるか

まず，各職員は組織の一員であることを認識する必要がある．法令はもちろん，各病院で決められている医療安全に関する決まりがあればそれに従わなければならない．次に，日々の業務において最も大切なことは，インシデントの当事者，発見者となった場合には，それを病院へ報告することである．病院が組織として安全な医療を提供するためには，病院内で起こっている事象を把握し，改善していくことが必要である．報告がなければ，改善活動は始まらず，防げたはずの事故が再発することになりかねない．「インシデントを報告すること」は，安全管理体制へのかかわりの根幹となる．

2　医療安全文化の醸成

医療安全文化とは，どのようなものであるか．「安全文化」にはさまざまな定義が存在するが，ジェームス・リーズンによると「安全にかかわる諸問題に対して最優先で臨み，その重要性に応じた注意や気配りを払うという組織や関係者個人の態度や特性の集合体」[5]とされる．近年では，医療安全文化に類似する概念として，「患者安全の文化」がある[6]．

たとえば，「薬を間違えて投与しそうになった」という事例について，これを発見した当

5 医療安全のマネジメント 59

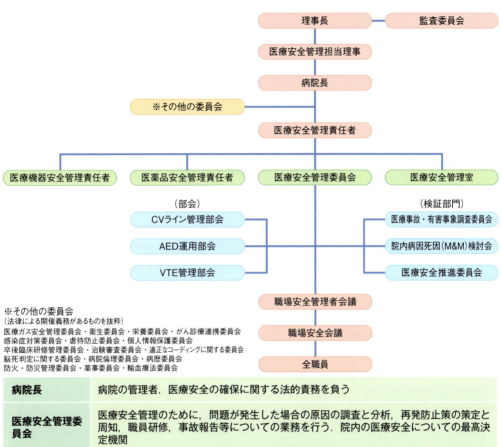

図1 東京医科大学病院の医療安全管理体制
文献4)より転載

事者が，将来の重大な事故を防ぐために，進んでインシデント報告を行うという病院と，「実際に患者に投与しなかったから問題ない」と考える職員が多い病院とでは，前者のほうが，「医療安全文化が醸成されている」と認識される（**図2**）．

a 医療安全文化の内容

ジェームス・リーズンは，安全文化は①報告する文化，②正義の（公正な）文化，③柔軟な文化，④学習する文化が作用し合い形成するとしている（**表1**）[5]．

①報告する文化

インシデントや事故を報告することは，す

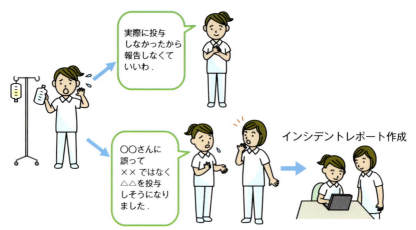

図2　医療安全文化の違い

表1　ジェームス・リーズンの医療安全文化の構成要素

❶報告する文化（reporting culture）
❷正義の（公正な）文化（just culture）
❸柔軟な文化（flexible culture）
❹学習する文化（learning culture）

でに起こった事象に組織として対応するために必要であるのみならず，将来起こり得る事象の発生を防ぐためにも重要なことである．

報告する文化を醸成するために重要なことは，①報告しても罰せられない，②報告が活用される，③簡単に報告できる，といったことである．自分がインシデントの当事者として事象を報告した場合に，あとで上司に怒られるような組織では，報告文化は根づかない．組織全体で，「報告は，個人を罰するためにあるのではなく，組織のシステムを改善するためにある」ことを理解する必要がある（p.26，ハインリッヒの法則参照）．

②正義の（公正な）文化

いくら「個人を罰しないことが重要である」とはいえ，悪意ある行為の結果として起こった事象と，「忙しすぎて起こしてしまった」「気をつけていたのに図らずもインシデントの当事者になってしまった」といった場合とを，同じレベルで非難することは受け入れがたい．

「正義の（公正な）文化」は，真の「悪行」と，非難が適切ではない不安全行動を区別する文化である．この区別のためのシステムが用意されていない場合，正義の（公正な）文化は醸成されにくい．どの程度正義の（公正な）文化が醸成されているかは，M&M（mortality & morbidity）カンファレンスの雰囲気などが参考となる（p.61，check参照）．

③柔軟な文化

危機に直面したときに一時的に組織の構造を変化させ，現場のスタッフの技術，経験，能力などにより危機を脱することができる文化である．この，いわゆる「レジリエント」な組織は柔軟な文化が醸成された組織といえる．

④学習する文化

発生した事象から学び，再発を防止しようとする文化を指す．「人は誰でも間違える」とはいえ，間違いを発見し，それをくり返さないようにしようとする雰囲気のある組織はこの文化があるといえる．いわゆるPDCAサイクルが回る組織である（p.43，図1参照）．

現場のスタッフ個人としては，①観察する，②考える，③想像する，④行動する，などを行うことが重要である．

3 まとめ

安全管理体制整備と医療安全文化の醸成の理解においては，以下の考え方が重要となる．
- 安全な医療は個人の力のみでは提供できない．
- 組織として安全な医療を提供するために，安全管理体制をつくる必要がある．
- 現場と経営陣とのあいだで情報周知と報告がなされる体制が必要である．
- 医療安全文化は，報告，構成，柔軟，学習より成る．
- 現場のスタッフとしては，「報告すること」が安全文化の醸成にかかわる第一歩である．

医療事故・インシデントレポートの分析と活用

1 インシデントレポートの分析

インシデントレポートを分析する方法はさまざまである．**表2**のどの方法を使って分析するのが正解というものではなく，分析しやすいもの，再発防止策を立てやすいものを利用すればよい．どの分析方法を用いてもよいが，基本となる考え方はSHEL分析で学ぶことができる．SHEL分析を発展させたものがp-mSHELL分析である（詳細はp.51参照）．

SHELモデル（**図3**）においては，ヒューマンエラーは，個人（真ん中のL：Liveware）の行為が「原因で」起こったのではなく，S（ソフトウェア：Software），H（ハードウェア：Hardware），E（環境：Environment），L（周

表2 さまざまな分析手法

- ■関係する要素を整理する方法
  - 特性要因図（フィッシュボーン，Fish bone）
- ■事実を整理する方法
  - 時系列図
  - バリエーションツリー分析（variation tree analysis: VTA）
  - FRAM (functional resonance analysis method)
- ■原因・要因を中心に整理する方法
  - 4M5E分析
  - SHEL分析
- ■管理・組織要因との関係の分析手法
  - HFACS (human factors analysis and classification system)
  - AcciMAP

文献7) より引用

---

check M&Mカンファレンス

死因（mortality）と病因（morbidity）を検討する会議のこと．有害事象などについて，「誰のミスか」を追及するのではなく，「病院のシステムの改善」について検討することを目的とする．

たとえば，「薬剤を取り違えて投与した」という事象について，「看護師Aの確認不足が原因」として終わるのではなく，原因を深掘りし，「なぜ看護師Aが間違いに気づかなかったのか？」を分析する．「バイアルの外見が似ていたからだ」「業務過多だったからだ」「投与を急がされたからだ」など，人間工学的な視点で考察することで，たとえば，「似たバイアルは近くに置かない」といったシステムを改善することができるようになる．

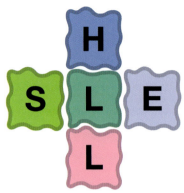

図3　SHELモデル
文献8）より転載

囲の人；Liveware）と相互に関係して，「結果として」発生すると考える．

　分析において，この視点は重要である．たとえば，「輸液をつないだところ，10分後にすべて滴下されていた」という頻発事例について考えると，この事象は決して「つないだ看護師（真ん中のL）が滴下を確認しなかった」というヒューマンエラーだけが原因ではない．

　S：何秒間で滴下を合わせればよいか決まった手順がない，H：クレンメが調整しにくい，E：部屋が暗かった，外側のL：業務が多すぎる，先輩が急かした，患者が急かした，などと相まって，「結果として」真ん中のL（この場合，点滴をつないだ看護師）がヒューマンエラーを起こした可能性がある．

　この視点をもつことは，現場でインシデントの当事者となった場合に，「自分の確認不足が原因だ．反省しなければ」と自らを責めるのではなく，「自分が確認できなかった原因を探そう」という職場改善につながる目を養うことにもなる．

　このような考え方は，将来自分が指導係，主任，師長となり，若手看護師を指導する立場に立ったときに，「あなたのミスのせいでこのインシデントが発生した．反省しなさい」という個人に責任を求めるのではなく，「あなたにミスを起こさせた原因を一緒に探そう！」という新しいアプローチを可能にする．

---

check　レジリエンス（Resilience）

「システムが想定された条件や想定外の条件のもとで要求された動作を継続できるために，自分自身の機能を，条件変化や外乱の発生前，発生中，あるいは発生後において調整できる本質的な能力」[8] のこと（p.39 参照）．

レジリエンスに含まれるシステムには以下の4つの能力がある．
・対処する能力　・予見する能力
・監視する能力　・学習する能力

図　レジリエンスの4つのコーナーストーン
文献11）より転載

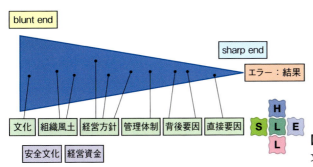

図4　インシデントの深掘り
文献7）より転載

2 インシデントレポートの対策

分析を行ったあとは，対策を立てる．対策は，分析して明らかになった原因を取り除くように立てればよい．重要なことは，直接原因だけを取り除こうとしないことである．より深い階層で対策を立てることで，ほかの人が同じ事象を起こす可能性を減らすことができる（図4）．

すなわち，前述の急速輸液の事例についてみれば，対策として，「しっかり確認する」というものは，直接原因に対する対策であり，再発防止効果が低いばかりでなく，現場の負担が増す．これに対して，「途中で作業を中断させないようにする」や「業務を減らす」という，より深い原因への対策は，組織を改善するものであり，ほかの看護師が同じインシデントを起こす可能性を減らす．実現可能でかつできるだけ深い階層で対策を立てることが望ましい．

なお，分析と対策立案は，1人で行うのではなく，さまざまな職種，経験年数の者が参加して行うことで，視野が広がり，多くの対策を立てることが可能となる．

3 再発防止策の実施

再発防止策は，現場へ周知しなければ意味がない．ただし，現場に対して，「再発防止策を立てたから実施しなさい」では，うまく浸透しない．「このようなインシデントがあり，こう分析した結果，このような対策が立ったので，実施してもらいたい」と，現場の納得感のある周知が必要である．

周知後は，せっかく立てた再発防止策が正しく実施されているか，実施してどのように変わったか，現場の負担は増えていないか，さらによい再発防止策はないかなど，「周知して終わり」ではなく，継続的なモニタリングが必要であり，必要に応じて見直しを行うべきである．

4 まとめ

医療事故・インシデントレポートの分析と活用の理解においては，以下の考え方が重要となる．

・インシデント報告は，システム改善の第一歩である．
・分析方法はさまざまなものがあるが，どれを用いてもよい．
・ヒューマンエラーの原因を探そうという分析が大事である．
・対策はなるべく深い階層で行う．
・立てた対策の実施状況をモニタリングする．

多重課題の特徴と対応

1 多重課題とは

多重課題とは，「2つ以上の作業が同時に発生すること」と定義されている．医療現場での例としては，「患者Aの点滴をつないでいるときに，同室の患者Bに呼ばれた」といったものがある．人は同時に複数の課題を処理することはできないので，多重課題をどのように処理するかは，大きな問題となる．

看護の現場における具体例とその対策は，『多重課題クリアノート』（学研メディカル秀潤社）に詳細に紹介されているので，ぜひ一読されたい．

2 多重課題の特徴

多重課題には，大きく分けて以下の2種類がある．

①予期できるもの

わかってはいるが，課題が同時期に重なるものである．

> 例：16時に，患者Aの抗菌薬をつなぐことと，患者Bの検温と，ナースステーションでの申し送りに参加することが重なる，など．

②予期できないもの

作業が割り込んでくるものである．

> 例：静脈注射を用意して患者Cに投与しようとした途端に，隣りの患者Dの生体モニターのアラームが鳴った，など．

3 多重課題への対応

a 予期できるものへの対応

原則として，重ならないようにすることが対応となる．

個人として，受け持ち患者に必要な看護・行動を洗い出し，いつ，どのような課題が重なる可能性があるかを把握する．前後にずらすことができる予定をうまく調整し，**表3**のような行動計画を作成することは，予期できる多重課題を避けるために有効である[9)]．

ただし，看護や行動を電子カルテなどから拾い損なうと，行動計画自体が不正確なものとなり，課題自体が抜けてしまう危険性がある．

b 予期できないものへの対応

予期できない課題が発生した場合，「どっちを先にしよう」と迷っている時間がないことや，「こっち（先に開始していた作業）を終わらせてから，次に行こう」ということが許されない場合がある．

この場合，どの課題への対応を優先するかを判断することが重要となる．

課題への対応の優先順位は，①患者の生命にかかわる課題，②患者の傷害にかかわる課題である．これらは絶対に優先しなければならず，極論すれば，患者が死亡や傷害を負う可能性がない課題であればあとはどの順番でもよい．強いて生命と傷害以外の課題に順位をつけるなら「ほかのスタッフの作業を止める可能性のある課題を優先する」くらいである．

> 例：患者の生命にかかわる課題

表3 1日の行動計画（例）

病室	患者名	9	10	11	12	13	14	15	16	17 (時)
301	A/11111		10° 抗菌薬DIV	検温			14° 抗菌薬DIV			
302	B/22222		10° DIV交換	検温 11° 手術				15° 帰室予定 (X-P, DIV, 採血)		
303	C/33333		10° 腹部CT	検温			14° IC			
304	D/44444		入浴	検温			14° 抗菌薬DIV			
305	E/55555		清拭	検温 血糖測定 インスリン SC	経管栄養			15° リハビリ		

行動計画

- 9：15まで 申し送りラウンド
- 9：15～9：30 B氏OPの準備 C氏CTの準備 カルテ・必要物品の確認
- 9：35～9：55 A氏、B氏の点滴準備・投与
- 9：55 C氏CTへ出棟→ 間に合わなければ先輩NsFさんへ依頼
- 10：15～10：35 E氏清拭
- 10：50 OP出棟、帰室準備
- 11：15～ 検温
- 11：45 E氏のBS check、インスリンSCし、経管栄養
- 12°～13° 昼休憩
- 13：30 A氏をトイレ誘導
- 13：45～ 抗菌薬ミキシング、投与
- 14：00～ IC、IC中にOP帰室があった場合NsGさんへ依頼
- 14：50 E氏リハビリへ出棟、B氏の帰室と重なる場合リハビリ出棟をNsGさんへ依頼、帰室はNsFさんとともに行う
- 看護記録を時間の空いたときに行う

DIV (drip intravenous injection, 点滴静脈注射), X-P (X-ray photograph, X線写真), CT (computed tomography, コンピューター断層撮影), IC (informed consent, インフォームド・コンセント), SC (subcutaneous (injection), 皮下（注射）), OP (operation, 手術), Ns (nurse, 看護師), BS (blood sugar, 血糖)

文献9) より転載

予定されていた患者Aの点滴交換のため訪室したところ，隣りの患者Bの生体モニターのアラームが鳴った．
➡生体モニターのアラームが正常に作動していた場合，患者Bの生命に危険が及ぶ可能性がある．点滴交換は中断し，ただちに患者Bのバイタルサインを確認する必要がある．

例：患者の傷害にかかわる課題
患者Cの採血を行っていたところ，隣りの患者D（高齢者）がベッド柵を乗り越えて床に降りようとしていた．
➡このまま患者Cの採血をつづけた場合，患者Dが転落する危険性がある．患者Dの転落による傷害と，患者Cの「もう一度末梢静脈穿刺する」という傷害とをくらべれば，前者への対応を優先しなければならない．

患者の生命にかかわる課題が複数重なった場合，優先順位の判断は「時間的な切迫性」を加味する．

また，患者へ傷害が発生する可能性のある課題が複数重なった場合，優先順位の判断は，「傷害の重さ」を加味する．

患者の生命や身体への傷害に影響を及ぼす状況か否かを判断する能力は，シミュレーションやKYT（p.53参照）などによって伸ばすことができる．

C スキルの向上

その他，予期できる，できないにかかわらず，多重課題への対応のために，①テクニカルスキルを向上させること，②ノンテクニカルスキルを向上させること，③チームワークを向上させることが重要となる．

①テクニカルスキルを向上させる

採血や，血圧測定など，一つひとつのテクニカルスキル（専門的技術）を向上させることは，1つの課題に費やす時間を短縮し，結果として課題が重なりにくくなる．

②ノンテクニカルスキルを向上させる

ノンテクニカルスキル（非専門的技術）とは，「テクニカルスキルを補って完全なものとする認知的，社会的，そして個人的なリソースとしてのスキルであり，安全かつ効率的なタスクの遂行に寄与するもの」[10]である．ノンテクニカルスキルには，状況認知，意思決定，コミュニケーション，チームワーク，リーダーシップ，ストレスマネジメント，疲労への対処などが含まれる（p35，36参照）[10]．

せっかくテクニカルスキルが向上しても，ノンテクニカルスキルが不十分では，パフォーマンスをフルに発揮することはできない．ノンテクニカルスキルは，「個人の性格」ではなく「スキル」であることから，シミュレーションなどで向上させることが可能である．

③チームワークを向上させる

多重課題への対応は一人では限界があり，チームで対応する必要がある．チームは，看護師同士のみならず，医師，薬剤師やその他のメディカルスタッフを含めて構成する必要がある．また，患者をチームの一員とみなし[6]，チームに引き入れることで，患者からの情報もうまく活用することができるようになる．

チームは，単なる人の集合体では機能しない．チームのパフォーマンスをうまく発揮できるように準備する必要がある．そのためのツールとして，TeamSTEPPS®などがある（p.36，37およびp.68 column参照）．

4 まとめ

多重課題の特徴と対応の理解においては，以下の考え方が重要となる．
・多重課題は避けられない．
・予期できるものは重ならないように調整する．
・予期できないものは優先順位をつけて対応する．
・優先順位は，なんといっても患者の生命を守り傷害を防ぐことである．
・個人としてはテクニカルスキル，ノンテクニカルスキルを向上させる．
・個人での対応は限界があるので，チームで対応する．

おわりに

安全な医療を提供することは個人の努力では限界がある．組織として対応するために安全管理体制を整備する必要がある．組織で働く者として，医療安全文化の醸成に努めなければならない．

そのための第一歩は，インシデントレポートなどによる「報告」である．報告なくして医療安全はない．せっかく報告されたインシデントは，きちんと分析し，再発防止策を立てることで活用する．

看護現場では同時にこなさなければならない仕事が多く，いわゆる「多重課題」に直面することになる．多重課題への対応として重要なことは「優先順位」の判断である．その際の重要な判断基準は，「患者の生命に危険は及んでいないか」「患者が傷害を負う可能性はないか」という点である．個人の努力だけでは多重課題へ対応することは難しく，チームでの対応が必要となる．

引用文献

1) 横浜私立大学：横浜市立大学医学部附属病院の医療事故に関する事故調査委員会 報告書，1999
https://www.yokohama-cu.ac.jp/kaikaku/bk2/bk21.html より 2018 年 6 月 28 日検索
2) 東京医科大学：東京医科大学病院心臓手術調査委員会報告書，2005
3) 群馬大学：群馬大学医学部附属病院医療事故長委員会報告書，2016
http://www.gunma-u.ac.jp/wp-content/uploads/2015/08/H280730jikocho-saishu-a.pdf より 2018 年 6 月 28 日検索
4) 東京医科大学病院：医療安全マニュアル第 7 版．p.19，東京医科大学病院，2018.
5) J. リーズン：組織事故―起こるべくして起こる事故からの脱出―．塩見弘監訳，日科技連出版社，1999.
6) 東京医科大学医学教育学・医療安全管理学訳：WHO 患者安全カリキュラムガイド多職種版．東京医科大学医学教育学・医療安全管理学，2012.
7) 小松原明哲：安全人間工学の理論と技術 ヒューマンエラーの防止と現場力の向上．p.24，丸善出版，2016.
8) FH Hawkins：Human factors in flight（2nd Ed）．Ashgate，1987.
9) 石井恵充佳：臨地実習・臨床現場の多様さと実践能力の身につけ方．多重課題クリアノート．三上剛人，藤野智子編，p.12〜13，学研メディカル秀潤社，2018.
10) P. フィリン，P. オコンナー，M. クリチトゥン：現場安全の技術―ノンテクニカルスキル・ガイドブック．小松原明哲，十亀洋，中西美和訳，海文堂出版，2012.
11) E Hollnagel，J Paries，DD Woods ほか：実践レジリエンスエンジニアリング―社会・技術システムおよび重安全システムへの実装の手引き．北村正晴，小松原明哲監訳．p.10，日科技連出版社，2014.

Step 1-5 学習の振り返り

- 安全管理体制整備と医療安全文化の醸成においては，どのような考え方が重要か説明してみよう．
- 医療事故・インシデントレポートの分析・活用方法を説明してみよう．
- 多重課題にはどのような特徴があるのか，何を優先すべきかを説明してみよう．

column TeamSTEPPS® (チームステップス)

TeamSTEPPS®（Team Strategies and Tools to Enhance Performance and Patient Safety）では，チームパフォーマンスを十分に発揮するために具体的ツールが用意されている．

1 ISBAR（アイエスバー）

ISBARは，Introduction（自己紹介）・Situation（状況）・Background（背景）・Assessment（評価）・Recommendation（提案）の頭文字を表し，緊急時などに，情報を的確に迅速に伝えるための情報の伝え方を標準化するものである．

まず，情報の発信者である自分が誰であるかを名乗り（I），続いて，患者に何が起こっているかを提示し（S），その患者の臨床的背景は何であり（B），自分は何が問題と思っているか（A）を説明し，問題解決のためにはどうしてほしいのか（R）について順を追って伝える．

たとえば，当直医に電話をかける場合，「本日の夜勤看護師○○と申します（I）．東病棟の▲▲さんが急に呼吸が苦しいと言っています（S）．患者は60歳男性，腹部手術後1日目で，循環器や呼吸器疾患の既往はありません（B）．右肺の呼吸音がほとんど聞こえず気胸を疑っています（A）．すぐ診察していただけないでしょうか（R）．」という手順となる．

2 CUSS（カス）

自分の意見をはっきり表明することを英語でアサーション（assertion）というが，診療やケアがスムーズに流れていると，その流れを止めるのは，非常に勇気がいる．しかし，チームの誰かが患者の安全に不安を感じたら，誰でもアサーションにより，患者のために声を上げる必要がある．そのためのツールがCUSSである．CUSSは，C（I'm concerned. 心配なんです）・U（I'm upset. よくわからないんです）・S（I'm scared. こわいんです）・S（STOP. 止めて下さい）の頭文字を表している．

少し変だと思っていたものの，誰もそれを指摘できないまま診療やケアが遂行されつづけ，大きな医療事故になった例は数多い．たとえ声を上げたものが看護学生やチームに入ったばかりの若手であっても，チームはその声に耳を傾ける必要がある．なお，1度伝えて無視されても，あきらめずに2回以上は伝えるようにする．これを「2回チャレンジルール」とよぶ．

なお，2回以上伝えても反応がないような場合には，その上司に報告するなどの対応をとる．

3 CHECK BACK（チェックバック）

伝達によるエラーを防止するために，指示したり，依頼を受けたりしたときに，くり返し反復して伝え合うことをCHECK BACKとよぶ．たとえば，A看護師から「○○さんの清拭をお願いします」と依頼された看護学生は「くり返します．○○さんの清拭ですね」と返答し，A看護師は「そうです．○○さんの清拭です」とくり返す．

与薬のCHECK BACKの際には，投与量（数量・単位），与薬方法などを明確に伝え，双方で必ず確認し合う．自分がくり返しても相手側がCHECK BACKを行わない場合は，「CHECK BACKをお願いします」と依頼するようにする．

4 CALL OUT（コールアウト）

　緊急性が高く，迅速な対応が求められる場合に，全員が情報共有できるように，チーム全体に伝わるような大きな声で指示あるいは依頼をすることを CALL OUT とよぶ．

　CALL OUT がかかったときに，チームメンバーがどのような行動をとるべきか，あらかじめ決めておく必要がある．

5 Hand-off（ハンドオフ）

　申し送りの引き継ぎの際，情報の送り手は一方的に情報を伝達するのではなく，相手が理解しているかを確認し，情報の受け手は疑問やわからないことがあればそのままにするのではなく，きちんと質問し，互いに正確かつ明確に情報を伝え合う責任をもつようにする．

6 DESC スクリプト（デスクスクリプト）

　相手に何かをお願いしたいときや，伝えにくいことを伝えなければならないときに用いる．

　DESC スクリプトは，Describe（描写する）・Explain（説明する）・Specify（提案する）・Choose（選択する）の頭文字で表される．最初に，客観的な事実や状況について具体的に伝えて，相手と共有し，目的を達成するために話し合う状況をつくる（Describe）．次に，それに対して，自身がどう思っているかについて，攻撃的にならないように，率直に説明する（Explain）．それから，命令や強制にならないように，どのようにしてほしいのか具体的な解決策や対策を提案する（Specify）．最後に，相手が提案を受け入れてくれた場合と受け入れてくれなかった場合の自分の行動を伝え，選択を促す（Choose）．

6 事故後の対応

Step 1

Step 1-6 学習目標

- 事故発生時の初期対応について理解する．
- インシデントレポートの意義を理解する．
- 医療事故の検証や公的機関への報告の意義を理解する．

心構えの重要性

悲惨な医療事故を積極的に起こそうと考える医療者はいない．しかし，私たちがどんなに学習し，どんなに注意深く業務を行っても，残念ながら一定の確率で医療事故は起きてしまう．

いざ重大な事故が起きたとき，自分たちのチームがどのように対応するかをイメージしておくことは重要である．地震や火災と同じように，医療事故に巻き込まれたときの心構えがあるかないかで，事故後の対応に差が生じることがある．本稿では医療事故が起きたときの対応について述べる．

医療事故の種類

一口に医療事故といっても，その種類や規模はさまざまである．

本稿では医療事故を大きく「軽微な医療事故」「重度の医療事故」「重大な医療事故」「医療事故かどうかが判別しにくい事故」の4種類に分けて説明する．

よく用いられる言葉に「ヒヤリ・ハット」や「ニアミス」などがあるが，これらは事故の一歩手前の出来事をさしており，医療事故とは区別して記載することとする．

また，医療事故のうち，医療者のミスや過失によって発生したものを医療過誤というが，ミスかどうかはただちにわからないことも多い．したがって，本稿では広く医療行為によって患者に発生した有害な出来事を医療事故ととらえ，医療過誤は医療事故の一部に含まれるものとして記載する．

なお，2015（平成27）年から施行されている医療事故調査制度で定義されている医療事故についてはp.11で述べるが，ここでいう医療事故とは異なるものである．

1 軽微な医療事故

軽微な医療事故とは，ある医療行為や看護行為によって，患者に軽い疾患が発生し，そのことに対し，軽度の医療行為（簡単な処置や観察の強化など）が必要となった出来事で

ある．

たとえば，患者が入院中に転んで打撲したとか，体位変換のときに擦り傷ができた，といったものや，注射薬が予定より多めに点滴されてしまって脈拍が一時的に増加した，といったものが含まれる．この場合，患者は生存し，多くはすみやかに回復する．

軽微な医療事故は，院内で多発している．これらの事故は症状が軽いからといって，おろそかにしてよいものではない．一歩間違えば，重大な医療事故に発展した可能性もある．まずはチーム内や病院の安全管理部門と情報を共有し，患者に発生した疾患についてしっかり治療する必要がある．また，なぜそのようなことが起こったのか，どうすれば防ぐことができたのかなど，ていねいな検証が必要となる．

2 重度の医療事故

重度の医療事故とは，ある医療行為や看護行為によって，患者に大きめの疾患が発生し，そのことに対し，濃厚な医療行為（入院治療や手術など）が必要となった出来事である．

たとえば，患者が転んで骨折し手術を必要としたとか，造影剤禁忌の患者に誤って造影剤検査をしたところアナフィラキシーショックになり集中治療室への入室が必要となった，といったものなどが含まれる．これらの治療により，患者が生存し，回復したものをさす．

重度の医療事故も軽微な医療事故も，事故後に行うべき対処は同じである．まずはチーム内や病院の安全管理部門と情報を共有し，患者に発生した疾患について治療する．

3 重大な医療事故

重大な医療事故とは，医療行為や看護行為によって，患者が死亡，あるいは永久的な障害を残してしまった事例をいう．

たとえば，患者が手術中に大出血をきたして亡くなってしまったとか，上部消化管内視鏡検査の途中で脳梗塞をきたし寝たきりになってしまった，という事例がそうである．

医療行為によって患者が亡くなること自体，大変深刻な出来事である．ほとんどの病院で，重大な医療事故発生時における安全管理部門への緊急連絡方法などを取り決めているので，普段から病院の規約や医療安全管理マニュアルなどをよく読み，内容を理解しておく必要がある（**表1**）．重大な医療事故には，原因究明と再発防止のための検証が求められる．

4 医療事故かどうかが判別しにくい事例

医療事故のなかには，一見医療事故かどうかが判別しにくい事例もある．たとえば，不作為による事故などがそうである．

不作為による事故とは，本来行われるべき診療行為が行われなかったために発生する事故のことで，たとえば，心電図モニターが必要な患者にそれが装着されておらず，不整脈に気づくのが遅れて患者が死亡した，また，毎月の定期検診のときに採血検査をしていたが，主治医がその異常値を見落としていて治療開始が遅れてしまった，といった事例が挙げられる．

不作為の事故は発生直後には医療事故かどうかが判別しにくく，また責任の所在もあいまいになることが多いため，事故として共有

表1　重大な医療事故の範囲（名古屋大学医学部附属病院医療事故防止対策マニュアルから）

> 重大医療事故とは，以下のいずれかに該当する死亡事例，または永久的な障害を残す可能性のある事例をいう．
> ❶ 診療行為※自体が関与している可能性のある事例
> ❷ 診療行為が関連している可能性があり，原因について明らかでない，または患者・家族らが理解していない可能性がある事例
> ❸ 診療行為中または診療行為の比較的直後における，原因について明らかでない，または患者・家族らが理解していない可能性がある事例

※診療行為とは，医療者が行う注射，麻酔，手術，検査，分娩などあらゆる行為をさし，適応の判断，管理行為などを含む．
（注）医療過誤（医療従事者が，医療の遂行において，医療的準則に違反して患者に被害を発生させた行為）の成否，過失の有無を問わない．

されにくいが，これらもやはり医療事故の一種である．

医療事故かどうか判断しにくい出来事が起こったとき，現場では「医療事故とはいえないのではないか」との判断がはたらくことが多い．なかには，安全管理部門に連絡されないまま，何日間も経過してしまう事例もある．

しかし，その際の対応の遅れが患者の救命のチャンスを失ってしまうことがある．また，患者（家族）への説明のボタンのかけ違いにより，後に重大な紛争に発展してしまうことを経験する．

医療事故かどうか判断に迷ったら，必ず先輩や医療安全管理部に相談するという姿勢が必要である．いざというときに困らないよう，日頃から医療安全管理マニュアルなどをしっかりと確認しておく必要がある．

医療事故発生時の初期対応

1　上司・責任者への緊急連絡

医療事故が発生した際，軽微なものであっても，重大なものであっても，あるいは不作為によるものであっても，医療者が最初に行わなくてはならないことは，患者への被害を拡大させないための措置である．

事故を発見した医療者は，過失の有無にかかわらず，ただちに自分の上司や部署の責任者に状況を報告する必要がある．そして，事故につながったと思われる行為を中止，または変更し，近くにいる医療スタッフを集め，被害の最小化に全力をあげなくてはならない．落ち着いて，今できることを考え，できるだけ多くの知恵や技術をもち寄って対処することが大切である．

2　院内救急システムの活用

心肺停止など，患者が重篤な状態となった場合には，心肺蘇生が必要になる．病院によっては緊急救命対応システム（**表2**）が備わっているので，活用する．

現場からの要請により，院内放送や携帯電話で専門スタッフが集められ，蘇生措置が行われる．また，病状を把握している主治医や担当看護師，師長など，さらには医療安全管理部門にも緊急連絡が行われることになる．

このような緊急事態の場合，後に原因検証が必要になることがあるので，事故に関連し

表2　緊急救命対応システム

> スタット（スタッド）コール，コードブルー，救急コールなどとよばれる，病院内での緊急召集システム．緊急事態発生時に，担当部署に関係なく手の空いている医師や看護師を呼び出すために用いる．院内放送で呼び出す方法や，職員の携帯するPHSなどで呼び出す方法がある．
>
> 呼び出された関係者は救命用具などを持参して，患者のもとに迅速に駆けつけ，救命に全力を尽くす．

た物品（薬剤，医療器材，測定記録など）は保存，保管しておく必要がある．また，患者が死亡した場合，患者に装着されたチューブやモニター類はすぐには外さないよう注意する．

3　正確な情報共有と記録

被害の拡大防止と同時に求められるのは，正確な情報共有である．いったい何が起こったのか，いつから様子がおかしいのか，チームのなかで検証し，主治医団や治療に携わったメンバーと出来事の流れを共有する．

明らかになったことについて，担当者はカルテや看護記録に遅滞なく記載する．カルテへの記載では，**表3**の事項に留意する．事実に反する内容の記載や，改ざんを疑わせるような記載は絶対にしてはならない（p.164, column参照）．

4　医療安全管理部門への連絡

医療事故が発生したときには，各部門が連携し，院内の力を結集して，患者に最善の治療を行う必要があるが，それが行われなければ患者にとって大きな不利益となる．

その意味で，医療安全管理部門への連絡はとても重要となる．たとえば，誤って薬剤が大量に患者に投与されてしまった場合，現場のスタッフだけでできることは限られている．しかし，安全管理部に連絡すれば，ただちに検査部門と連携して薬剤の血中濃度を測定し，どのくらいのダメージが予想されるのか，いつごろ危険な状態になるのかをある程度推測することができる．あるいは透析部と連携して余分な薬物を除去することができるかもしれない．その他，薬剤部や製薬会社と連携して，治療のためのベストな方法を探すことも大切である．

また，抗がん薬が皮下に漏れてしまったような場合，看護チームだけで判断して，患部を冷やしたり，温めたりするだけでは不十分である．皮膚科や薬剤部などと連携して，ステロイド薬の皮下注射が必要かどうか，その後の治療をどうすべきか，といったことを検討しなくてはならない．

また，医療事故の直後に，これがミスによる医療過誤なのかどうかを現場のメンバーだけで判断することは，不適切である．それらは後に客観的に検証されるべきことであり，そのためにも医療安全管理部門への連絡が重要となる．

5　患者（家族）への説明

医療事故発生時には，医療者同士が正確な事実を共有したうえで，可能な限りすみやかに患者（家族）に説明する必要がある．

患者への説明は医師，看護師など複数人で行うことが望ましい．必要に応じてゼネラルリスクマネジャーや医療安全管理部長，病院長なども対応することがある．看護学生は基

表3　カルテ記載で注意すべき事柄
（名古屋大学医学部附属病院医療事故防止対策マニュアルから）

重大医療事故発生時に必ず記載すべき事項
- 事故に関する事実
- 患者・家族への説明内容および患者・家族の発言内容なども含めた会話

記載方法
- 可能な限りタイムリーに記載する
- 経時的に記録する

記載してはならない事項
- 事実に反する記載

避けるべき表現
- 不正確な表現，根拠のない断定的な表現
- 改ざんを疑われる訂正，表現（訂正，追加記録は理由を明記して記載する）
- ほかの医療スタッフや患者への批判・誹謗中傷的表現

本的に診療の責任主体ではないため，直接的な説明や謝罪は行わない．

　説明の際には，患者に事故発生の事実を過不足なく正確に伝えることが重要である．医療ミスが明らかであれば，そのことを伝え，謝罪する．医療ミスかどうかがわからない場合は，率直にそのことも伝える．そして，すでに病院の安全管理部門にも報告していること，今後の治療に責任をもって対応していくこと，ミスかどうかの検証を病院として行い改めて説明することなどをていねいに伝える．

　まだ事実検証が行われていない段階で，推測で見通しを伝えたり，別の医療者を批判したりすることは避けるべきである．説明内容が事実と異なれば，後に患者・家族や医療者に不信を抱かせる原因となるからである．

　また，患者・家族から，医療ミスなのか，今後ひどくなったらどうするのか，将来にも影響はないのか，医療費はどうなるのか，など具体的な疑問が提示されることがある．これらの質問にはすぐに答えられるものではないので，いったん持ち帰り，安全管理部門に伝える．

6　死因究明のための手続き

　重大な事故などで患者が死亡した場合には，警察への届け出や，第三者事故調査機関への届け出，病理解剖や死亡時画像診断（Autopsy imaging：Ai）など死因究明のための手続きが必要になることがある．この場合，安全管理部門の指示に従いながら，適切に対応する．

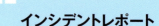

インシデントレポート

1　インシデントレポートの提出

　2002（平成14）年，厚生労働省は医療機関に対し，事故にいたった事例や，その一歩手前の事例（ヒヤリ・ハット事例）などを集積し，分析や改善につなげるよう指導した．その後，多くの医療機関にインシデントレポートシステムが導入され，活用されてい

表4　インシデントレポートの意義
（名古屋大学医学部附属病院医療事故防止対策マニュアルから）

患者安全の確保	報告された有害事象に病院がすみやかに介入することで，患者に部署横断的かつ最適な治療を施すことが可能となる
事象の共有	インシデントレポートを提出した時点で，個人あるいは単一部門のみの問題ではなく，病院管轄の問題として共有できる
透明性の確保	インシデントレポートの提出があれば，少なくともその時点で悪質な隠匿や隠蔽の意思がなかったことの証左となる
正式な支援	治療支援のみならず，仮に報告症例が係争などに発展した場合においても，病院からの全面的な支援が可能となる
システムの改善	インシデントレポートにて明らかとなった院内システムの不備などに対し，組織的な改善が可能となる

る[1]．最近では，重大な事故の報告であっても，ヒヤリ・ハットの報告であっても，医療安全部門に届けられたすべての出来事を「インシデント」とよぶ場合が多い．

なぜ，私たちはインシデントレポートを行わなくてはならないのだろうか．その意義を**表4**に示す．

インシデントレポートの第一の意義は，患者の安全を確保することである．前項で述べたように，医療事故が発生したときこそ，院内のあらゆる力を結集して，患者を治療しなくてはならない．報告を受けた医療安全管理部門は院内の要となり，治療のための連携を行う．

また，インシデントレポートが提出された時点で，発生した事故は個人の出来事ではなく，病院全体の出来事として共有される．さらに，レポートがあれば，関係者たちが事故を隠そうとしたのではなく，病院に率先して報告し，患者の治療や再発防止のために行動を起こしたことの証となる．

そして，インシデントレポートによって知ることのできた院内の不備を細かく分析し，改善に取り組むことができる．

これらの意義はきわめて大きく，患者にとっても医療者にとってもインシデントレポートシステムは有益である．

安全管理部門にインシデントを報告する場合，電話などで緊急連絡する方法と，紙や電子入力を用いて報告（入力）する方法がある．軽微な医療事故であれば後者でよいが，重度，重大な医療事故であれば，電話で緊急連絡する必要がある．

2　インシデントレポートの作成

インシデントレポートは当事者，第一発見者，上司など，誰が作成しても構わない．複数の部署や関係者が報告することが理想であって，決して責任の重い者や，特定の職種

が記載するものではない．インシデントレポートによって達成されることは，正確な事実関係の把握，治療サポート，再発防止などである．原則として匿名，非公開としている病院が多い．**表5**に実際のインシデントレポートの例を紹介する．

医療事故の検証や調査への協力

近年，多くの病院で医療安全管理部門の整備が進むとともに，医療事故を院内で検証する機会が増えてきた．これらは医療事故調査や事例検証などとよばれる．

医療事故調査にはさまざまな方法がある．たとえば，関係者が集まってカンファレンスを行う，あるいは安全管理部門がヒアリングを行う，内部の専門家が集まって検証会を行う，他施設の専門家の意見を聞く，などである．さらに外部の専門家をまねいて公正な院内事故調査会を設置し，数か月かけて1冊の報告書にまとめるケースもある．

いずれの調査であっても，関与した医療者は事例調査に協力し，自分の知り得た情報を正確に提供する必要がある．これらの調査の目的は，事実の確認，死因の検証，再発防止策の立案などであり，調査結果は患者に説明される．

また，2015（平成27）年から医療事故調査制度が施行されている．当制度では「医療従事者が提供した医療に起因，あるいは起因すると疑われる死亡，死産で当該管理者（病院長など）が当該死亡，死産を予期しなかったもの」を医療事故と定義し，それらが発生した場合，管理者は遅滞なく医療事故調査・支援センターに報告し，外部の支援を求めつつ事故調査を行うことを取り決めている[2]．

1つの事例に学び，事故発生メカニズムを共有すること，そして二度と同じことが起きないようなシステムをつくり出すことは，すべての医療者に求められる責務である．

公的機関への報告と公表

医療事故の重大性，内容に応じ，病院は行政機関，警察，地区保健所など，関係機関への対応を迅速に行う必要がある．また，医師法第21条における「異状死体」に相当する場合は，異状と認めたときから24時間以内に所轄警察署に届け出ることが義務づけられている[3]．

また，重大医療事故が発生した場合，病院長は当該事故の内容，原因，調査委員会の設置などについて，報道機関をはじめとし社会に対して公表することがある．これは，公的な業務を行う医療機関として社会に説明責任を果たすという意味と，他施設に対して広く警鐘を鳴らし再発を防ぐという意味がある．公表に際しては患者本人もしくは家族の同意が必要であり，患者・家族のプライバシーが最大限配慮されなければならない．

これらの重大な判断は医療者個人が決定するものではなく，病院組織として判断，対応すべきことである．

院内関係者への対応

1 医療事故の当事者への対応

医療事故は，決して医療者のミスによって発生するものばかりではない．また，仮にミ

表5　インシデントレポートシステムの例（京都大学医学部附属病院）

【タイトル】体重誤入力による抗がん剤投与量の過少投与

【レベル】レベル2

（報告者）
　　【職種】看護師　　【所属】外来化学療法部
　　【経験】2年目
　　【立場】発見者

（該当者情報）
　　【患者ID】●●●●●　　【性別】●　　【年齢】●歳
　　【診療科】呼吸器内科　　【病棟・外来】●●●

【発生日付】20●/03/●　　【発生時刻】●●：●●
【発生部署】病棟　　【発生場所】病室

【状況】
　抗がん剤治療を外来で開始するために患者さんが受診．体重測定したところ入院時から10kg以上オーバーしている．入院時に10kg過少入力しており，その体重で抗がん剤投与量が計算され，抗がん剤投与が過少投与されかけた．

【対応】
　入力値が大幅に異なればエラーを出すなどの工夫や，そもそもデジタルで読み込んでカルテにそのまま入力される機器などの開発が必要となるかもしれない．また，ほかの医療者が入力した数字を鵜呑みにせず，患者自身にも普段の体重がどのくらいであったかを聞いておくことも必要である．

スによって発生したとしても，そのミスは多くの複合的な要因から生まれたものであり，当事者らを責めても，それだけでは再発防止にはつながらない．

しかし，実際に医療事故の当事者となれば，深い落ち込みや，後悔，抑うつ，怒りといった感情が芽生えることがある．また，被害者側からの非難の対象となったり，周囲から指導を受けたりすれば，「同僚や上司が自分に厳しい目を向けているのではないか」「患者（家族）は許してくれないのではないか」「自分はこのまま医療行為をつづけていいのだろうか」など，拭おうとしても拭えない感情と向き合うことになる．これらの感情が業務へ

の集中力を低下させ，第二，第三の事故のリスクを高めてしまう可能性もあり，注意が必要である．

事故の当事者は，どの職種であっても，適切なサポートを受ける必要がある．医療事故に関与した職員が心理的に負担を感じた場合は，安全衛生管理室に相談し，専門医や臨床心理士によるカウンセリングなどを受けることが望ましい．また，管理者は当事者らの業務の負担を一時的に軽減することも考慮すべきである．

2　職員への再発防止策の周知徹底

施設長以下，職員は医療事故の検証を通じて得られた事故発生のメカニズムや，再発防止策などについて周知徹底を図り，再発防止に努める必要がある．再発防止は，医療事故によって被害を受けた患者や，関係した医療者の切実な願いであることを忘れてはならない．

引用文献
1) 厚生労働省：医療安全管理者の業務指針および養成のための研修プログラム作成指針—医療安全管理者の質の向上のために—，2007年
http://www.mhlw.go.jp/topics/bukyoku/isei/i-anzen/houkoku/dl/070330-2.pdf より2018年10月2日検索
2) 厚生労働省：医療事故調査制度について
https://www.mhlw.go.jp/stf/seisakunitsuite/bunya/0000061201.html より2018年8月31日検索
3) 日本学術会議第2部・第7部：異状死等について—日本学術会議の見解と提言—，2005年
http://www.scj.go.jp/ja/info/kohyo/pdf/kohyo-19-t1030-7.pdf より2018年10月2日検索

Step 1-6　学習の振り返り

- 医療事故が発生した際，「軽微な医療事故」「重度の医療事故」「重大な医療事故」についてそれぞれの対応を説明してみよう．
- インシデントレポートは何のために提出するのか説明してみよう．
- 医療機関が事故調査をしたり，公的機関や報道機関などに報告する意味について説明してみよう．

実習を乗り切るために必要な技術を学ぶ

Step **2**

1. 実習における医療安全とは
2. 体位・姿勢の保持・移動
3. 療養環境の整備
4. 保清・整容
5. 医療関連感染（HAI）予防対策
6. 食事・水分の摂取（食事介助）
7. 個人情報の取り扱い
8. 身体拘束
9. 患者からのセクシャルハラスメント・暴力
10. インシデント・アクシデント後の学生へのフィードバックと対応

1 実習における医療安全とは

Step 2 学習目標
- 患者のケアにおいて，起こりうる事故・ヒヤリ・ハットを理解する．
- 事故・ヒヤリ・ハットが起こってしまう状況・背景を理解する．
- 患者のケアにおいて，実習で気をつけるポイントを理解する．

実習の目的

　看護は，対象者と信頼関係を保ち，相互的に展開するケアプロセスである．

　臨地実習は，机上での講義や学内の演習で学んだ知識や技術をもとに，病院や施設などで臨地実習指導者・教員の指導・助言を受けながら，実際の対象者へ具体的・個別的に看護を実践するものである．理論と実践を統合し，対象者のニーズに貢献できる看護職者になるため，臨地実習を看護学生として自ら学び，成長する機会にすることが大切である．

　医療・看護の知識や技術が未熟であることを認識し，常に真摯に対象者と向き合って看護実践を行わなければ，対象者の生命や健康を脅かしたり，対象者やその家族とトラブルを起こしたり，また対象者の私物を破損・損失するようなことを引き起こしてしまう．

　看護学生として，一生懸命，対象者に寄り添い，健康ニーズをアセスメントし，問題を見つけて看護計画を立て，看護実践をしたとしても，一瞬の不注意で対象者につらい体験をさせてしまったり，迷惑をかけてしまったりすることがある．

　このため，看護学生として実習に臨むうえで，実習で起こりうるエラーについて学び，リスクに備えることは大切である．

実習で気をつけなければならないポイント

1 コミュニケーションエラーに注意しよう

　間違いを起こしやすい自分自身の傾向を自覚することが大切である．「焦るとミスをしやすい」「忘れっぽい」などを自覚し，焦りやすいのであれば作業を行う前に一呼吸おくことを心がける．忘れやすいのであれば常にメモをとって確認するなどの工夫が必要である．

　また，不安なこと，わからないこと，困っていることについては，自分一人で判断せずに，臨地実習指導者，担当看護師，教員に相談をすること，また言葉の行き違いが生じないように患者と円滑にコミュニケーションがとれるよう努力することも大切である．

2 「変だな…？」という気持ちを言葉にして伝えよう

自分自身の医療安全に対する感受性を高めることが大切である．「患者の様子がいつもと違う」と思ったら，必ず担当看護師や実習担当者（臨地実習指導者や教員）に伝えるようにする．

患者との日々のかかわりのなかで「変だな」と感じることができても確信できず，また患者との関係性などから伝えられないことがあるかもしれない．たとえば，受け持ち患者がふさぎ込んで食事にも手をつけず「様子がおかしい」と感じても，「この状況をほかの人に伝えたら，患者が嫌がるかもしれない」と，伝えるのを躊躇してしまうかもしれない．

しかし，この観察した事実が，疾病の悪化や自死の危険性の重要なサインであった場合，早期発見のタイミングを逃すことになる．そのため，患者の安全という視点からも，自分だけの思い込みで判断せず，勇気をもって伝えること，確認することが大切である．

3 実習期間中のリスクに備えよう

まず，実習中は，常に事故の危険性と隣り合わせであることを自覚することが大切である．

とくに，「対象者が移動する際（車椅子移送）の介助」「ベッド周囲での患者の転倒」は，看護学生として報告が多い事例である．

また，自身が感染の媒介となることや自身も感染する危険性があることも自覚する．そのためには，自身の感染症の罹患状況や予防接種歴についても把握しておく必要がある．これは実習中だけの問題ではなく，医療者として働きつづける限り必要なことであり，感染症の罹患歴や予防接種歴は個人情報であるため自身で把握しておく必要がある．

さらに，自身の日常の健康管理に十分に注意し，バランスのよい食事や良質の睡眠をとるよう留意し，感染予防のために手指衛生・エチケットを励行するほか，通常とは違う体調を感じたら，すみやかに看護管理者または臨地実習指導者に報告・相談を行う．

不適切な態度，身だしなみ，言葉遣いは，患者を不快にさせ，時にクレームに発展することがあることを自覚する．

臨地実習は，看護の専門職業人として自己を成長させる素晴らしい場である．患者に安心感や信頼感を与える言葉遣いや接遇を心がけることが重要である．

■ Step 2での学習の進め方

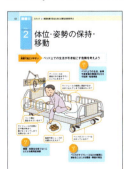

イラストで全体像をつかむ

実習で行う主なケアにおいて起こりやすい事故・ヒヤリ・ハットを，イラストのなかで確認．

注意するべきポイントを学ぶ

それぞれの事故・ヒヤリ・ハットについて，
◆事故が起こってしまう状況・背景
◆実習で気をつけるポイント
を学び，実習に出る前に，事故・ヒヤリ・ハットを起こさないための知識・技術を身につけよう．

ステップ 2 実習を乗り切るために必要な技術を学ぶ

Step 2-2 体位・姿勢の保持・移動

実習で起こりやすい ベッド上での生活が引き起こす危険を考えよう

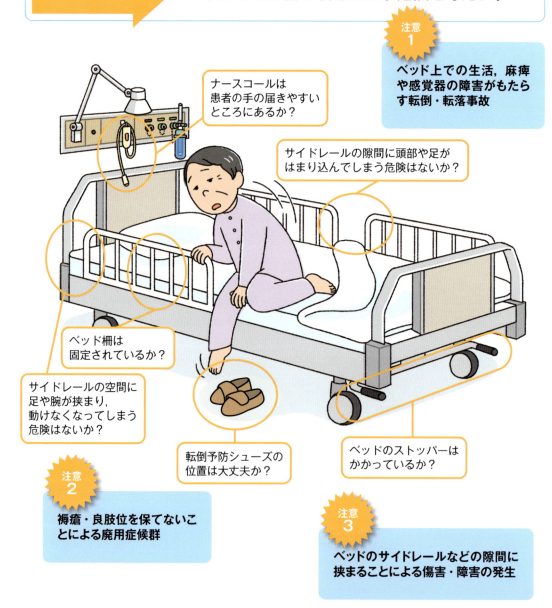

注意1
ベッド上での生活，麻痺や感覚器の障害がもたらす転倒・転落事故

ナースコールは患者の手の届きやすいところにあるか？

サイドレールの隙間に頭部や足がはまり込んでしまう危険はないか？

ベッド柵は固定されているか？

サイドレールの空間に足や腕が挟まり，動けなくなってしまう危険はないか？

転倒予防シューズの位置は大丈夫か？

ベッドのストッパーはかかっているか？

注意2
褥瘡・良肢位を保てないことによる廃用症候群

注意3
ベッドのサイドレールなどの隙間に挟まることによる傷害・障害の発生

ベッドおよびベッド上での体位を整える目的

- ベッドは，入院生活をする患者にとっては「生活の場」となる．ベッドおよびその周囲を患者にとって快適かつ清潔な環境に整備し，また移動がスムーズに行えるよう，安全を確保する．
- 患者の苦痛を軽減し，褥瘡や廃用症候群を予防するために，ベッド上でしか生活できない患者や，体動困難な患者を良肢位に保持する．

起こりうる事故・ヒヤリ・ハット

注意1 ベッド上での生活，麻痺や感覚器の障害がもたらす転倒・転落事故
p.84で解説▶

- 高齢者の転倒・転落は，骨折を引き起こし，寝たきりの状態をまねく危険性がある．
- 転倒・転落の経験は，移動に対する恐怖心や不安感をまねき，活動が低下し，廃用症候群につながることもある．
- 傷害・障害（大腿・股関節骨折，頭部外傷など）を伴う転倒・転落は，入院期間の延長もまねく．

注意2 褥瘡・良肢位を保てないことによる廃用症候群
p.85で解説▶

- 病気や治療の副作用で栄養状態が悪い患者にとって，長時間同一体位をつづけることは廃用症候群につながる恐れがあるため，注意が必要である．
- 支持基底面となる肩甲骨，仙骨などの部位では，持続的圧迫により，発赤が現れ，そこから表皮剥離や褥瘡につながることも考えられる．

注意3 ベッドのサイドレールなどの隙間に挟まることによる傷害・障害の発生
p.85で解説▶

- サイドレールや手すりの隙間などに頭・足・手を挟んだり，サイドレールなどに頭をとじ込んだりしてしまうことがある．無理に動かして抜こうとすることにより，皮膚損傷や内出血，打撲，骨折を引き起こす．また，発見が遅れて挟まれた状態が持続すると，血流障害が引き起こされる．
- 首を挟み，窒息状態を引き起こすことがある．発見が遅れると，死に至ることもある．

実習を乗り切るために必要な知識

解説▶ 注意1　ベッド上での生活，麻痺や感覚器の障害がもたらす転倒・転落事故

◆ 事故が起こってしまう状況・背景

- ◆ 入院による環境の変化によってよく眠れない，また，治療の副作用で気分が悪くなりふらつくなど，入院生活は患者にとって決して楽なものではない．
- ◆ 高齢の患者にとっては，腰痛や膝の痛みなどからベッドの昇り降りがつらいことなども考えられる．
- ◆ 安静臥床による筋力低下から転倒の危険性がある．
- ◆ 起き上がったり，立ち上がったりしたときに，急な血圧低下を引き起こし（起立性低血圧），「立ちくらみ」や「めまい」が生じる．
- ◆ せん妄や認知機能低下による見当識障害などによって，ベッド柵を乗り越える行動がみられることがある．
- ◆ 麻痺がある患者は，立位保持や坐位保持が困難となる．
- ◆ 視野狭窄がある場合には，ベッド柵の位置がわからず，つかまり損なう危険性がある．また，ベッド周囲にポータブルトイレなどが置かれている場合，ぶつかったり，つまずいたりする危険性もある．
- ◆ 高齢者は，視覚障害によりバランス保持が困難となる．
- ◆ 暗い場所では感覚が鈍くなるため，枕もとの明かりをつけないと，足もとがよく見えず，転倒する危険性がある．
- ◆ 暗い部屋で明かりをつけた場合，目が慣れるまでに一時的に目が見えなくなり，その状態でベッドから起き上がろうとすると，転倒・転落を起こしやすくなる．
- ◆ 膝の変形，膝の伸展筋力の低下，膝痛，腰痛などがある場合，起き上がりや立位保持が困難となる．

◆ 実習で気をつけるポイント

ポイント1　患者の状態をアセスメントしよう

- ◆ 転倒・転落の要因となりうる以下の項目について，アセスメントを行う．
年齢／転倒・転落の経験／失神発作の既往／感覚機能／認知機能／日常生活動作（ADL）／服用中の薬剤（とくに向精神薬，睡眠薬，麻薬，利尿薬，降圧薬，緩下薬，パーキンソン病治療薬，抗がん剤，血糖降下薬）／排泄の状態／自立性や遠慮の程度／麻痺の有無・部位／変形性膝関節症の有無・状態／膝痛・腰痛の有無・状態

ポイント2　ベッドを確認しよう

◆ ベッドのストッパーは確実に止まっているか，ベッド柵の位置は患者の昇降時の障害になっていないか，ベッドの高さは患者にあっているかを確認する．

解説▶ 注意2　褥瘡・良肢位を保てないことによる廃用症候群

◆ **事故が起こってしまう状況・背景**

◆ 脳卒中などの疾患により全身や片麻痺のある患者では，良肢位を保つことが困難であり，褥瘡や廃用症候群を引き起こしてしまう恐れがある．

◆ **実習で気をつけるポイント**

ポイント1　患者にとって安楽な体位を確認しよう

◆ 患者にとって安楽な体位を確認することが重要であり，自力で動けない患者では頻回な体位変換が必要である．
◆ 安楽な体位を写真で記録に残したり，絵に描くなどして，誰が見ても患者のベストな体位がわかるように工夫する．

ポイント2　患者にとっての良肢位・体位を確認しよう

◆ 麻痺のある患者や術後の患者では，良肢位を保つことが重要である．
◆ 良肢位とは，関節の拘縮が起こる可能性があるとき，関節の拘縮・癒着と筋の萎縮を最小限に抑えて比較的苦痛が少なく日常生活動作（ADL）を行える肢位のことである．
◆ 医師から体位の指示が出ている場合もある．受け持ちの看護師に確認し，患者にとっての良肢位を保てるよう，安楽枕を使用するなど体位を調整する．

解説▶ 注意3　ベッドのサイドレールなどの隙間に挟まることによる傷害・障害の発生

◆ **事故が起こってしまう状況・背景**

◆ 無理な体勢でベッドの下にある物を取ろうとしたり，起き上がる際にバランスをくずしたりして，ヘッドボードとサイドレールの隙間などに頭が挟まる．
◆ 患者の手や足がサイドレールの中に入っていたり，ベッド柵とマットレスのあいだに挟まったりしている状態で，ベッドの上げ下げを操作すると，無理な負

荷がかかり，傷害・障害を負わせてしまう．

◆ **実習で気をつけるポイント**

ポイント1 サイドレール間などの隙間を確認し，対応しよう

◆ サイドレールの隙間の寸法を考慮する．首の挟み込み防止のために，直径6cmの物が入り込まない隙間あるいは23.5cm以上の隙間を確保する．頭のとじ込みを防止するためには，直径12cmの物が通らない隙間を確保する．
◆ 隙間への対応として，隙間をクッションや毛布などを入れて埋めたり，カバーで覆われたサイドレールなどや後付けカバーを必要に応じて利用したりする．

ポイント2 患者の状態を確認しながら，ベッド操作を行おう

◆ ベッドの操作前，操作中は，最低1度は動作を止めて患者の状態を確認する．

引用文献
1）医療・介護ベッド安全普及協議会：医療・介護ベッド安全点検チェック表
http://www.bed-anzen.org/data/use/anzentenken_check.pdf より2018年9月5日検索

---

column 患者の私物

患者がよく使う物を整理して，身の回りに置くようにするとよい．

また食べ残したものやゴミがないかなども確認しよう．飲み終わった薬の袋が置きっぱなしにされていないかも，看護師が内服管理をしている場合は報告する必要がある．

患者の主な私物
- メガネ　・携帯電話　・ゲーム類
- 義歯（義歯のケース）
- 内服薬（患者が自己管理している場合）
- カップや湯のみ　・ペットボトル
- 歯ブラシ　・タオル類　・鏡
- 着替え（パジャマ・下着類など）
- カーディガン　・ヘアブラシ
- 家族からの差し入れ（食べ物，本・雑誌・新聞，手紙など）

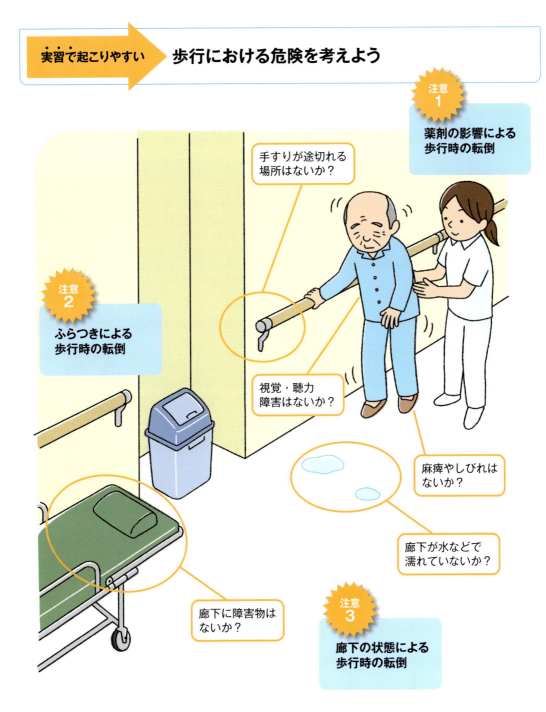

歩行介助の目的

■ 長期間臥床していた患者や加齢などによって身体機能が低下し，一人歩行が困難な患者では，患者が安全に歩行できるように介助する．

起こりうる事故・ヒヤリ・ハット

注意 1　薬剤の影響による歩行時の転倒　p.89 で解説▶

◆ 薬剤の影響として，転倒・転落の危険性が高まる．
◆ 注意しなければならない薬剤については，下記の「check」を参照のこと．

注意 2　ふらつきによる歩行時の転倒　p.89 で解説▶

◆ めまい，貧血，耳鳴り，メニエール病，頭重，脱水・栄養不良状態などがある場合，歩行する際にふらついて転倒する可能性がある．
◆ 麻痺などで立位が維持しにくい，歩行がスムーズでない場合に転倒しやすくなる．

注意 3　廊下の状態による歩行時の転倒　p.90 で解説▶

◆ 廊下が清掃されたあとや廊下に水などがこぼれているなど，滑りやすい状態になっていると転倒する危険がある．
◆ 高齢者はまぶしい光に対して敏感となる，とくに床からの反射光により，まぶしさからバランスを崩し，転倒する危険がある．

check　歩行に影響を与える主な薬剤

眠気，ふらつき，注意力の低下：
睡眠薬，抗不安薬，抗うつ薬，抗てんかん薬，麻薬，抗ヒスタミン薬，抗精神病薬

失神，めまい，起立性低血圧：
利尿薬，降圧薬，糖尿病治療薬など

筋緊張低下：
筋弛緩薬，抗不安薬，睡眠薬

視力障害：抗コリン薬など

その他：制吐薬，パーキンソン病治療薬，非ステロイド抗炎症薬など

実習を乗り切るために必要な知識

解説▶注意1　薬剤の影響による歩行時の転倒

◆ 事故が起こってしまう状況・背景

- 高齢者では腎機能，肝機能が低下していることがあり，薬剤の吸収，代謝，排泄機能も変化する．その結果，薬物成分の血中濃度が必要以上に上昇し，事故の原因となることがある．
- 利尿薬によって排尿回数が多くなってしまうと，トイレ歩行も増え，夜間はとくに転倒のリスクが高くなる．
- 歩行介助が必要にもかかわらず，看護師の手を煩わせたくないなどの理由で，ナースコールを押さずに，一人でトイレに行こうとすることもある．そのため，ベッドサイドや廊下，トイレ内などで転倒してしまうことが多くなる．

◆ 実習で気をつけるポイント

ポイント1　患者が服用している薬剤を把握する

- 薬剤により，転倒・転落の原因となるような眠気，ふらつき，めまい，失神，起立性低血圧などの症状が現れる場合がある．
- 患者が服用している薬剤の効果・副作用を理解しておくことが必要である．

ポイント2　薬剤による影響を患者に伝える

- 「ふらつきやすくなる」「頻尿や下痢になることがある」など，服用している薬剤が引き起こす可能性がある影響を患者に伝え，移動時など遠慮せずにナースコールを押すように注意を促す．
- 注意が必要な患者では，頻回に病室を訪問し，危険がないかを確認する．

解説▶注意2　ふらつきによる歩行時の転倒

◆ 事故が起こってしまう状況・背景

- 麻痺やしびれなどの症状を伴う神経系および骨・関節などの障害，関節の拘縮や変形，筋力低下などによる歩行機能や平衡感覚の障害は，転倒のリスクを高める．

◆ 加齢によって関節の可動域が減少し，歩幅が小さくなるとともに，股関節の屈曲角度が減少する．また，歩行時に後ろ側の足の足関節が十分に伸展せず，踵の蹴り上げの幅も小さくなると，障害物をよけにくく，ちょっとした圧力が身体にかかるだけで転倒しやすくなる．
◆ 高齢者では筋力が低下するために歩行が困難になる．加えて視聴覚能力も低下するため転倒の危険性は高くなる．

◆ **実習で気をつけるポイント**

ポイント1　歩行時は手すりに届く範囲で歩行する

◆ 転倒しそうになったときに患者自身でつかまれるように，手すりに届く範囲で歩行することが安全である．

ポイント2　患者との距離，歩くスピード，支える手に気をつける

◆ 看護者は患者の利き腕ではないほうに立って介助し，ふらついた際には，すぐに身体を支えられるよう背中に手を添える，手をつなぐなどができるように準備しておく．
◆ 患者との距離にも気を配る．患者の後ろから歩いていたり離れたりしてしまうと，患者がふらついたり，つまづいて転びそうになったりしたときに，とっさに患者を支えることができない．
◆ 患者を支えるときの手の位置も重要である．患者の健康状態や障害の程度を考え，どの位置からどのように手を添えるのかを考慮する．
◆ ゆっくりでも患者の歩行スピードにあわせて，一歩一歩歩くことが大切である．患者が確実に歩けているかを確認しながら歩みを進める．

解説 ▶ 注意3　廊下の状態による歩行時の転倒

ポイント1　廊下の状態に注意する

◆ 床に水滴がないかを確認し，必要に応じて清掃を依頼する．
◆ 廊下に点滴台や車椅子，ストレッチャーなど，患者の歩行の妨げになるものがおかれていないかも確認する．

2 体位・姿勢の保持・移動

実習で起こりやすい　車椅子における危険を考えよう

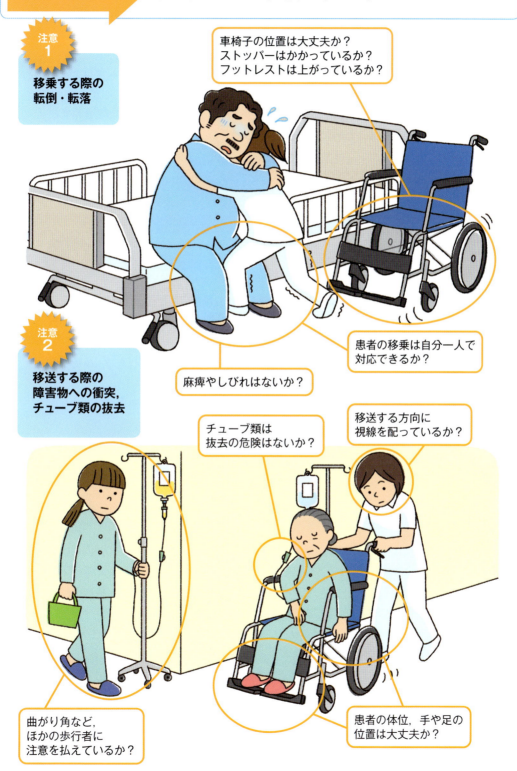

注意1 移乗する際の転倒・転落

- 車椅子の位置は大丈夫か？ ストッパーはかかっているか？ フットレストは上がっているか？
- 患者の移乗は自分一人で対応できるか？
- 麻痺やしびれはないか？

注意2 移送する際の障害物への衝突、チューブ類の抜去

- チューブ類は抜去の危険はないか？
- 移送する方向に視線を配っているか？
- 曲がり角など、ほかの歩行者に注意を払えているか？
- 患者の体位、手や足の位置は大丈夫か？

車椅子使用の目的

- 患者の移送の1つの手段として，車椅子を利用する．
- 患者自身での歩行が困難な場合，処置，治療や検査を受けるために車椅子で移送したり，気分転換のために車椅子で庭園などを散歩したりすることがある．
- 体動制限がある患者では，ADL（日常生活動作：トイレに行く，座って食事をとるなど）を支援するためにも車椅子は欠かせない．

起こりうる事故・ヒヤリ・ハット

注意1　移乗する際の転倒・転落
p.93で解説▶

- 車椅子など，移動を補助する手段への乗り移り動作のことを「移乗」という．
- 移乗では，患者の状態にあわせて車椅子の高さなどを設定し，移乗方法を選択する必要がある．
- 移乗方法が患者にあっていなければ，移乗の際に患者が転倒したり，車椅子から転落したりしてしまうことがある．
- 患者の移動能力や筋力を正しくアセスメントできておらず，患者を支えきれずに転倒・転落してしまうことがある．
- 移乗の前の車椅子の点検を怠ると，ストッパーがかかっていなかったり，フットレストが下りたままだったりして，患者の転倒につながることがある．

注意2　移送する際の障害物への衝突，チューブ類の抜去
p.94で解説▶

- 車椅子の移送に慣れていないと，廊下の曲がり角や，狭い廊下での方向転換の際に，壁や人にぶつかってしまうことがある．
- 酸素療法などチューブやカテーテルが挿入されている患者では，移送の際にチューブ類が車椅子や障害物に引っかかって抜けてしまうことがある．
- 車椅子を押すことに気をとられていると，患者の姿勢がくずれていたり，手や足がアームレストやフットレストから外れていたりしていることがある．
- スロープや廊下の段差などを通過する際，患者が車椅子からずり落ちてしまうことがある．
- 創部のドレナージバッグや導尿バッグは，排液の逆流により感染を引き起こすことがある．

実習を乗り切るために必要な知識

解説 ▶ 注意1　移乗する際の転倒・転落

◆ **事故が起こってしまう状況・背景**

- 患者の移動能力や筋力，障害されている部位に加えて移動の目的や状況によって移乗動作は異なる．そのため，ベッドの高さや柵の位置をどうするか，車椅子をどこに置くか，介助は何名で行うか，など患者の状態にあわせて行わなければならない．
- 車椅子のストッパーがかかっていなかったために，患者が車椅子を支点に移乗する際に転倒したり，車椅子のフットレストが壊れていて，移乗自体ができなかったりすることもある．
- 患者の状態と車椅子があっていないと，車椅子に移乗した際に不快を感じたり，患者の体幹が傾いてしまったりする．
- 移乗介助の際に，自分一人で介助できると過信してしまうと患者を支えきれず，患者のみならず自分自身も転倒してしまう恐れがある．
- 酸素チューブなどのチューブ類が車椅子などに絡まってしまい，引っ張られて外れてしまうことがある．また，点滴チューブの長さを気にせずに移乗する際に引っ張ってしまうと，点滴の針が抜けたり，点滴が落ちてしまう危険性がある．

◆ **実習で気をつけるポイント**

ポイント1　車椅子を点検する

- 移乗の際には，患者に車椅子に移乗してもらう前に，車椅子が正常に動くかどうか車椅子の点検を行う（ブレーキなどの故障，キャスターの不具合，フットレストなどの破損）．
- 車椅子のストッパーがきちんとかかっているか確認する．
- 患者が不快に感じることのないよう，また患者の身体をしっかりと支えられるよう，患者の状態にあった車椅子を準備する．
- 車椅子から降りてベッドに戻る際の移乗にも十分に注意する．

ポイント2　移乗は必ず2人で行う

- 患者を移乗させる際に，無理に移乗させると患者に苦痛をもたらす．
- 患者の安全・安楽のために，臨地実習指導者または教員とともに2人で移乗の介助を行う．

> **ポイント3** 患者に必要な酸素，点滴などを確認する

- ◆ 肺疾患の患者など，移動の際に酸素ボンベを必要とする患者では，車椅子に酸素ボンベ・酸素流量計を取りつけ，十分な酸素量があるか確認する．病室では中央配管の酸素チューブから車椅子の酸素流量計に確実に接続する．酸素流量計の設定は指示に基づいて行い，指示どおり設定されているかを確認する．
- ◆ 点滴スタンドを患者が保持できない場合は，車椅子に取りつける点滴スタンドを利用する．
- ◆ 患者の状態に応じて，マスクや帽子の着用，ひざ掛け毛布などの使用についても配慮する．

解説 ▶ 注意2　移送する際の障害物への衝突，チューブ類の抜去

◆ 事故が起こってしまう状況・背景

- ◆ 麻痺がある患者の場合，手や足の自力運動ができず，車椅子のアームレストから手が落ちたり，足がフットレストから外れたりすることがある．
- ◆ 病院の中にはスロープや段差がある廊下があり，患者がしっかり車椅子に座っていないと車椅子からずり落ちる可能がある．
- ◆ 看護学生として車椅子の移送に不慣れなため，廊下の曲がり角に車椅子をぶつけたり，狭い部屋の中で方向転換する際に壁にぶつけるなどの危険がある．
- ◆ エレベーターの溝に車椅子の車輪が挟まることもあるので，車椅子を押す際には車輪の方向にも注意しなければならない．
- ◆ 治療中の患者では，膀胱留置カテーテルや胃チューブなど，患者の身体に挿入されているチューブ類が移送中に障害物に引っかかってしまうことがある．

◆ 実習で気をつけるポイント

> **ポイント1** 患者の状態にあわせて，ゆっくり移送する

- ◆ 移送の際には，患者の安全に十分注意し，車椅子や点滴スタンドがスムーズに動いているかを確認しながら，患者の負担にならないようゆっくり移送する．
- ◆ 左麻痺の患者では左に体幹が傾いてしまうため，安楽枕などを入れて体幹を支える必要がある．
- ◆ 学内演習でコツをつかんでおくことや，方向転換や角を曲がるときにはスピードを落として余裕をもって大きく回るなどの工夫をする．

ポイント2　障害物への衝突に気をつける

◆ ほかの患者とぶつかったり，廊下の壁にぶつかったりすることがあるため，廊下の曲がり角はできるだけ大きく回るようにする．
◆ 点滴スタンドが倒れたり，患者自身や車椅子を廊下の壁やほかの物にぶつけたりしないようにする．
◆ 患者が持っている点滴スタンドや車椅子の車輪がエレベーターの溝などに挟まらないよう注意する．

ポイント3　チューブ類の取り扱いに十分注意する

◆ 酸素療法を行っている患者では，病室のベッドから車椅子に移乗する際，また帰室後に車椅子からベッドに移乗する際に，酸素チューブが車椅子やベッドの柵などに絡まってしまうことがあるため注意する．
◆ 車椅子が走行中にライン類が絡まってしまうことがあるため注意する．
◆ 創部のドレナージバッグや導尿バッグは，排液の逆流を防止するために，留置部位より低い位置に置く．

---

check　輸液ラインの取り扱いのポイント

　患者の移乗，移送時にはチューブ類の取り扱いには注意を払わなければならないが，チューブ類の取り扱いにはその他のシーンでも気をつけなければならない．

- 輸液ラインの屈曲や身体の下への敷き込みにより，閉塞させないようにする．
- 認知症，せん妄により，輸液ラインの自己抜去やクレンメの自己操作が生じるリスクがある場合，認知症に対しては行動・心理症状の緩和，せん妄に対しては，対処可能要因については対処し，未然防止・増悪防止に努める．また，輸液ラインが視界に入らない工夫，せん妄症状が出現しない時間に点滴を終了させる，経口摂取を進め，輸液を経口に切り替えるなどの対応を図る．
- 中心静脈ラインの接続部の外れや三方活栓部の外れは，大出血につながる．接続部のゆるみや外れには十分に留意する．

実習で起こりやすい トイレにおける危険を考えよう

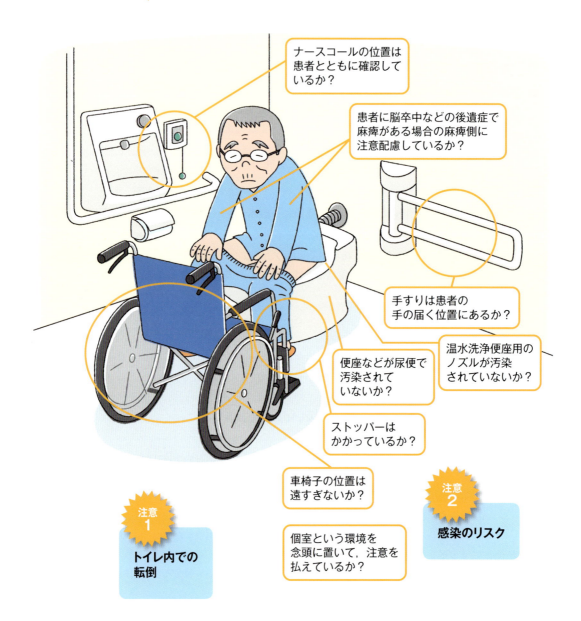

トイレ介助の目的

- トイレ介助は，その人らしい方法で，安全に尿や便を排泄することを援助する．
- 患者の状態によっては，病室内のトイレ，また病棟内の車椅子用のトイレの中まで介助する．
- 麻痺があると，立位の維持に困難が伴う．また，歩行する際に麻痺側に傾いてしまうために歩行が困難になる．このような患者の場合，トイレのような狭い空間でスムーズに身体の向きを変えることが難しく，手すりにつかまることができずに転倒する危険性がある．
- トイレの排泄環境から感染を引き起こさないようにする．

起こりうる事故・ヒヤリ・ハット

注意1　トイレ内での転倒　p.98で解説▶

- トイレでの転倒は，起こりうる事故のなかで非常に多い．
- ふらつきやめまいを誘発しやすい貧血や脱水症状，努責による血圧変動の可能性などがある場合は，転倒・転落の危険はさらに高まる．

注意2　感染のリスク　p.99で解説▶

- 多床室などのトイレは，さまざまな患者が使用するため，便座などが尿便で汚染されていると，交差感染の原因となる．
- 肛門を洗浄するための温水洗浄便座のノズルの洗浄が適切になされていない場合，感染源になりうる．

実習を乗り切るために必要な知識

解説▶ 注意1　トイレ内での転倒

◆ 事故が起こってしまう状況・背景

- ◆ トイレでは「便座に座る」「便座から立ち上がって衣類を着用する」「トイレから出るために立つ，もしくは車椅子に乗る」という動作を狭い空間で行わなければならない．
- ◆ この一連の動作は，体動が困難な患者や麻痺がある患者にとってはとても負担がかかるものである．
- ◆ 排泄には羞恥心が伴うため，羞恥心への配慮のために介助者がいったんその場から離れることもある．そうすると，患者の転倒・転落のリスクはさらに高くなる．
- ◆ トイレに患者を移送後，患者が排泄したあとに遠慮してナースコールを押さない場合もある．

◆ 実習で気をつけるポイント

ポイント1　トイレ内は転倒のリスクが高いことを意識する

- ◆ 患者の状態をアセスメントし，排泄中も付き添う必要があるのか，排泄後にナースコールで呼んでもらうのかを確認する．
- ◆ 車椅子を使用している場合，トイレの中は狭いため，通常の移乗介助より困難である．患者が立ち上がって，車椅子までの移乗を支援できるか，自分自身の看護実践能力を見極め，患者自身が立位の維持ができない場合や熱発などの症状がある場合は転倒のリスクが高いので，必ず受け持ち看護師とともに行動するようにする．

ポイント2　患者の理解度をチェックする

- ◆ 排泄後，患者が必ずナースコールを押すことを理解しているかどうかを確認する．
- ◆ ナースコールが鳴らないようであれば，声をかけて必ず介助するようにする．
- ◆ ナースコールが鳴った場合はすぐに対応するようにしないと，せっかちな性格の患者であれば，看護師を待ちきれないで自身で車椅子の移動をしようとしてしまうことがある．
- ◆ 患者から離れる場合には，必要な物品（歩行器，車椅子など）が患者の手の届く範囲にあるかということも確認してから離れるようにする．

解説 ▶ 注意2　感染のリスク

◆ 事故が起こってしまう状況・背景

- 排泄が自立していない高齢者がトイレを使用したあとに，便座や床，手すりなどが，排泄物で汚染されている場合がある．
- 温水洗浄便座のノズルの洗浄機能がないものや清掃ルールが定まっていない場合，ノズルが経年的に汚染されていることがあり，感染源となる場合がある．

◆ 実習で気をつけるポイント

ポイント1　トイレでの汚染の拡大に気をつける

- 環境整備の際，トイレの清掃状況を確認する．汚染されている場合には，すみやかに清掃を依頼する．
- 汚染の拡大や他者との交差を避けるため，汚染された便座や床，手すりなどもすみやかに清掃する．
- 温水洗浄便座のノズルが汚染されている場合には，使用を避け，清掃を依頼する．また，簡易温水洗浄器などを代わりに用いるとよい．

---

check　転倒・転落が起こりやすい患者要因

　脳梗塞などによる片麻痺，長期療養による下肢の筋力低下，パーキンソン病などの患者はとくに注意が必要である．

　片麻痺のある患者では，麻痺側に身体が傾く傾向があり，身体を支えきれなかったり，立位の姿勢が保てず不安定になり転倒することがある．

　下肢筋力が低下している患者では，トイレ内での少しの距離の移動や，ズボンの上げ下げなどは自分でできると過信し，転倒・転落する場合がある．

　パーキンソン病では，緩慢動作，手指振戦などの症状があるため，トイレの手すりを持つことができず，転倒の可能性が高い．

　また，熱発や下痢などの症状がある患者は，体力を消耗していて身体を支えることができず転倒したり，下痢のために焦って便座に座ろうとして転倒することもあるため注意が必要である．

療養環境の整備

Step 2-3

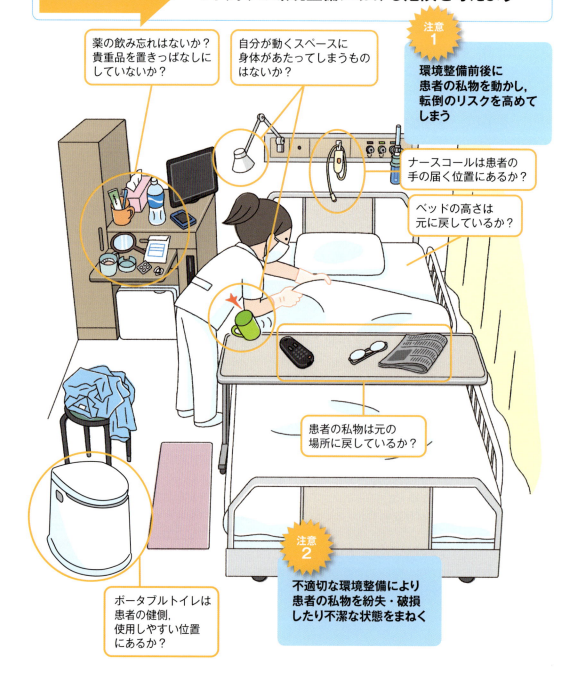

ベッド周り（居住スペース）の環境整備の目的

- ナイチンゲールは，『看護とは，新鮮な空気，陽光，暖かさ，清潔さ，静かさを適切に保ち，食事を適切に選択し管理すること―こういったことのすべてを，患者の生命力の消耗を最小にするように整えることを意味すべきです』と述べている[1]．
- 人と環境は相互に作用する．環境は，病気や事故の発生に大きく関与する．自宅から離れて入院生活を余儀なくされる患者にとっては，ベッドおよびその周辺は，生活の場となり，快適かつ安全な療養環境を保つことが必要である．
- 患者が化学療法を行っている場合には，枕に巻かれたタオルなどには副作用による脱毛のために多くの毛髪が付着していることがある．ベッドやベッド周りの清潔を保つためにも，ベッド周りの環境整備を十分行う必要がある．

起こりうる事故・ヒヤリ・ハット

注意1　環境整備前後に患者の私物を動かし，転倒のリスクを高めてしまう　p.102で解説▶

- 環境整備の際に，患者の大切な私物を動かしてしまい，患者がそれを探すことで転倒・転落のリスクが高くなることがある．
- ナースコールやテレビのリモコンなどを取りづらい位置に移動させてしまい，無理に取ろうとした患者が転倒・転落してしまうことがある．

注意2　不適切な環境整備により患者の私物を紛失・破損したり不潔な状態をまねく　p.103で解説▶

- 環境整備中にうっかりして患者のメガネを落としてしまう，湯のみを落としてしまうなど，患者の大切な物品を破損してしまうことがある．
- 患者の私物は患者からの承諾を得ることなしに捨てると，トラブルになることがある．
- 患者の使用している物品を片づけた場合には，どこにそれを片づけ，しまったのかについて，患者に説明する．物品の所在がわからなくなることにより，患者からクレームがくることがある．
- 不適切な環境整備により，汚染の拡大をまねく．

引用文献
1) フローレンス・ナイチンゲール：看護覚え書 復刻版．幸書房，2007．

実習を乗り切るために必要な知識

解説 ▶ 注意1　環境整備前後に患者の私物を動かし，転倒のリスクを高めてしまう

◆ 事故が起こってしまう状況・背景

- 環境整備の際に，患者自身が生活しやすいように置く位置を決めていたものを，きちんと観察せずに勝手に動かし，元の場所に戻さないことによって起こる．
- 患者が物品を探すことが必要になり，その作業中に無理な姿勢で物品を取ろうとするなど，転倒の危険性が高くなる．

◆ 実習で気をつけるポイント

ポイント1　環境整備前に現状を確認する

- 環境整備の前に，患者の私物などの物品の位置を確認する．
- ADLの機能などが低下し1人で歩行すると転倒する可能性がある患者や，徘徊の危険性がある患者などには，ベッドサイドに患者が降りた際にセンサーで第三者に知らせる「離床センサー」が設置されていることもある．その場合は，センサーがきちんと作動しているかの確認も大切である．また，ケアを行うためにセンサーの電源を切った場合は，ケア終了後は忘れずに電源を入れる．

ポイント2　清潔に，的確に環境を整える

- 焦って環境整備を行う必要はないが，患者を待たせないように配慮する．
- 実習病棟の感染対策に則り，ベッド周辺の清拭清掃あるいはアルコールによる清拭消毒を行う．とくに頻回の清掃が必要な場所は，ベッド柵，ナースコール，機器のボタン類，ドアノブなどである．

ポイント3　ベッドの確認，物品の位置を元に戻す

- ベッドやオーバーテーブルの高さや位置，ストッパーなどを確認する．
- オーバーテーブルに寄りかかったり，オーバーテーブルを支えにしたりして歩行するような患者であれば，必ずストッパーがかかっているかを確認する．
- 杖歩行や麻痺のある患者では，環境整備の際にベッド周囲に危ないものがないかを確認しながら，杖は患者の手の届く位置に置くようにする．
- ナースコールやテレビのリモコンなどが取りづらい位置にないかを確認する．
- せん妄のリスクが高い患者，自殺企図がある患者，自傷・他傷行為がみられる

患者では，ハサミやナイフなどの危険物が患者の周りにないかを確認する．

解説▶ 注意2 不適切な環境整備により患者の私物を紛失・破損したり不潔な状態をまねく

事故が起こってしまう状況・背景

◆ ベッドは患者の限られた空間となるため，ベッド上にティッシュの箱やメガネ，イヤホンなど，さまざまな患者の私物が置かれている場合がある．
◆ オーバーテーブルには，新聞や雑誌，湯のみなど，床頭台には洗面道具・歯ブラシセットやジュース類などの日常生活に欠かせないものが狭いスペースに置かれている．患者の私物を移動させようとして落としてしまったり，腕があたるなどして落として壊してしまうことがある．

実習で気をつけるポイント

ポイント1 壊れやすいものを確認し，安全な場所へ移動する

◆ 環境整備の際，壊れやすいものはまず安全な場所へ移動させてから行う．
◆ 周りに何があるのかを確認してから動くようにする．

ポイント2 高頻度接触部位は，環境清掃の頻度を増やす

◆ 物品の位置は，患者の使い勝手を考慮する必要はあるが，患者スペースの中での清潔・不潔のゾーニングを考えて整える．
◆ 医療用テープやガーゼなど医療材料はベッドサイドに置かないことが原則だが，使用頻度が高い場合や患者の手技習得目的などで置いている場合は，置く位置や数を決め，汚染しないようにする．
◆ オーバーテーブルなどに出ている物品が多いと，紛失・破損・汚染しやすくなるため，患者と相談し最小限とする．
◆ 環境清掃はチリやゴミが舞わないよう静かに清拭清掃するのが原則である．肉眼的に汚れていたら随時，ベッド柵・オーバーテーブル・ナースコールボタン・テレビのリモコンなど，高頻度接触部位はほかの箇所より頻度を増やして清掃することが望ましい．
◆ 清拭清掃は比較的清潔な所から始め，汚れを集めるように奥から手前に一方向に拭く．高い所から低い所へと拭き方にも留意する．汚染が著明な箇所は汚染が広がらないよう汚染部分をまず清掃し，クロスを変えてほかの場所を清拭清掃する．
◆ 食べかけ・飲みかけの物は，保管状態によっては食中毒の原因ともなるため，適切な処理を患者と考え実施する．

実習で起こりやすい 病室環境における危険を考えよう

注意1 病室内での転倒

- トイレのドアの前に障害物などないか？
- オーバーテーブルが出っ張っていて，ほかの患者の通行の邪魔になっていないか？
- 床に患者の私物が置かれていないか？
- 車椅子や歩行器などが共有スペースに置かれていないか？
- 洗面台の前の床が濡れていないか？
- 床頭台やオーバーテーブルに物が散乱し，落下する危険性がないか？

注意2 廊下・共有スペースでの転倒

注意3 整容以外の洗面台の使用

病室環境の整備の目的

- 患者が清潔で，安心・安全に治療や療養生活ができるように環境を整えることは，看護の基本である．
- 患者のベッド周囲のみならず，病室・廊下の環境を整えることも，大切な看護の役割である．
- ベッドの両サイドには柵があり，前にはオーバーテーブル，横には床頭台がある．クローゼットとしてロッカーがあり，その周りはカーテンで仕切られている．カーテンで区切られた空間が，患者のスペースである．病気と闘う患者が少しでも快適に過ごせる空間をつくるために，病室や病棟の環境を整える．
- 洗面台は湿潤環境であり，緑膿菌など微生物の温床となりやすいため，適切に使用する．

起こりうる事故・ヒヤリ・ハット

注意 1　病室内での転倒　p.106で解説▶

- 多床室ではベッドとベッドのあいだが狭く通りにくい場合もあり，患者がバランスをくずして転倒してしまうことがある．
- オーバーテーブルや隣りのベッドの椅子が通路に出っ張っていて，通行の妨げになり転倒につながることがある．

注意 2　廊下・共有スペースでの転倒　p.106で解説▶

- 整頓されていない物がオーバーテーブルなどから落下したり，また床に障害物が置かれていたり濡れていたりすると滑って転倒することがある．

注意 3　整容以外の洗面台の使用　p.107で解説▶

- 多床室の洗面台は患者が共有する場所であり，汚染されていると交差感染の原因となる．

実習を乗り切るために必要な知識

解説▶ 注意1　病室内での転倒

◆ 事故が起こってしまう状況・背景

- 多床室の部屋には4名,もしくは2名の患者のベッドが配置されている.ベッドとベッドのあいだは比較的狭い.
- 治療上,点滴を行い,尿道留置カテーテルなどが挿入されている状態になると,床頭台と反対側の狭いスペースを使ってベッドの昇り降りをしなければならない場合もある.
- 杖や歩行器を使用している患者では,障害物に引っかかって動けなくなってしまうこともある.

◆ 実習で気をつけるポイント

ポイント1　患者のベッド間のスペースをある程度確保する

- 隣り同士のベッドの空間をある程度確保する.
- 実習では,自分の受け持ちの患者だけでなく,病室全体の患者のベッド周囲・病室のこれらの状況についても確認する.

ポイント2　病室内の障害物を確認する

- 病室の中を見回して,受け持ち患者にとって障害物はないかを確認する.
- ほかの患者のオーバーテーブルが部屋の真ん中まできていたり,隣りの患者に見舞いの人などが来ている際に椅子が飛び出したりしていないかを確認する.
- ポータブルトイレの位置は,患者の健側にあるか,使用しやすい位置にあるか,確認する.

解説▶ 注意2　廊下・共有スペースでの転倒

◆ 事故が起こってしまう状況・背景

- 廊下にはできるだけ医療機器を置かないように配慮されているが,徹底できていない場合もある.
- 患者が通る場所は,常に広く保たれていないと,障害物を避けようとして転倒することがある.

◆ 廊下が水滴などで濡れていると，滑って転倒してしまうことがある．

◆ 実習で気をつけるポイント

ポイント1 廊下・共有スペースでの障害物を確認する

◆ 廊下・共有スペースの環境についても整える．
◆ 患者が通る際には，廊下・共有スペースに医療機器などの障害物がないかを確認し，歩行の障害になるようなものがあれば片づける．とくに，患者が廊下の手すりをつかみながら歩いて部屋に入る際には，注意が必要である．
◆ 廊下・共有スペースの手すりをつかみながら患者が歩いている際，手すりの近くにポータブルトイレや車椅子が置いてあると，手すりにつかまれないことがあり，危険である．
◆ 廊下・共有スペースが濡れていないか確認し，対応が必要な場合には清掃を依頼する．

解説 ▶ 注意3 整容以外の洗面台の使用

◆ 事故が起こってしまう状況・背景

◆ 血液や体液が付着したタオルなどを洗面所で洗うことにより，洗面台が汚染される．
◆ 汚れたタオルを洗面台に掛けっぱなしにし，そのタオルを使い回すと，交差感染を起こすことがある．
◆ 洗面台に，患者の私物である歯ブラシやコップなどを置きっぱなしにすると，ほかの患者が洗面した際に飛び散った水が付着し，汚染される．

◆ 実習で気をつけるポイント

ポイント1 洗面台の使用状況を確認する

◆ 洗面台は，手洗いや患者の洗面・整容目的のみに使用する．
◆ 手拭きタオルは共有による交差感染のリスクを避けるため，ディスポーザブルとすることが望ましい．
◆ 水はねによる汚染を防止するため，患者の私物（歯ブラシ，コップなど）は洗面台に置いたままにしない．

Step 2-4 保清・整容

実習で起こりやすい　入浴における危険を考えよう

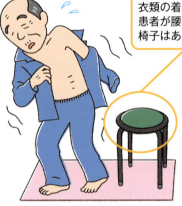

- 衣類の着脱の際に患者が腰かけられる椅子はあるか？
- 廊下から脱衣所，脱衣所から廊下のあいだに段差はないか？
- 床は濡れていないか？
- 浴室と脱衣所の温度差はないか？
- 滑り止めのマットは敷いているか？

注意1 転倒

注意2 チューブ類のトラブル

注意3 入浴中の急変・溺水・創傷・熱傷

注意4 寒暖の差による循環動態の変化による有害事象

注意5 永久気管孔へのフィルムドレッシング材貼付による有害事象

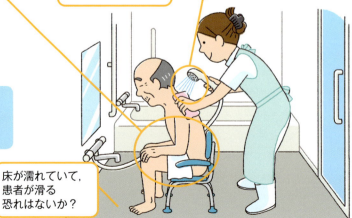

- 患者の状態は大丈夫か？チューブ類は引っ張られていないか？姿勢は保てているか？
- 浴槽内：湯の温度は適切か？患者がバランスをくずして溺水する恐れはないか？
- 浴槽から急に立ち上がる際にふらつきはないか？
- 湯の温度は適切か？
- 床が濡れていて，患者が滑る恐れはないか？

保清・整容の目的

- 入浴やシャワー浴は，身体を清潔にすること，さらに末梢神経を刺激し，血行を促し，筋肉をほぐして疲れを癒す効果がある．
- 安眠や食欲の増進に加えて，褥瘡，感染症の予防などの効果も期待される．

起こりうる事故・ヒヤリハット

注意1　転倒
p.110で解説▶

- 脱衣所は狭く，とくに麻痺がある患者にとっては，身体を支えながら衣類の着脱を支援する必要がある．そのため，入浴やシャワー浴の際には，患者の状態によっては，転倒の可能性が高くなる．

注意2　チューブ類のトラブル
p.111で解説▶

- 患者にチューブ類が挿入されている場合，身体を洗う際などに何かに引っ張られるなどして抜けてしまうこともある．

注意3　入浴中の急変・溺水・創傷・熱傷
p.111で解説▶

- 患者が入浴中に気分が悪くなって倒れてしまうことがある．
- 入浴によって状態が悪化する，浴槽内でバランスをくずすなどして溺水してしまうことがある．
- 入浴する際，浴室内の床が濡れていて滑り，頭や足などを椅子やシャワーにぶつけるなどして傷を負ってしまうことがある．
- 湯の温度を確実に確認しないで湯やシャワーを使い熱傷してしまうことがある．

注意4　寒暖の差による循環動態の変化による有害事象
p.112で解説▶

- 暖かい部屋から寒い脱衣所や浴室に移動すると，血管が収縮して血圧が上昇し，心筋梗塞や脳卒中をまねくこともある．
- 湯の温度が熱すぎると，血管が拡張して血圧が下がり，意識障害を起こして転倒や溺水をまねくこともある．

> **注意 5　永久気管孔へのフィルムドレッシング材貼付による有害事象**　　p.113で解説▶
>
> ◆ 永久気管孔を気管切開とみなしてしまい，入浴やシャワー浴時に頸部の孔にフィルムドレッシング材を貼付してしまうことがある．

実習を乗り切るために必要な知識

解説▶ 注意1　転倒

◆ 事故が起こってしまう状況・背景

- 脱衣所で服を着脱する際は，片足で立ってズボンを脱ごうとする．その際，バランスをくずして転倒してしまう恐れがある．
- 入浴後は床が濡れていることもあり，患者が滑って転倒してしまうこともある．

◆ 実習で気をつけるポイント

ポイント1　衣類の着脱の際には椅子を用意しておく

- 衣類の着脱時は片足で立つことになるため，ふらつく可能性がある．また，シャワー浴や入浴後，疲労のために立って着替えられない可能性もある．そのため，必ず椅子を準備しておく．
- 万が一転倒した場合には，外傷の有無を確認する．打撲部に痛みが強く動かすことができない場合は骨折も考えられる．頭部を強打している場合は，脳を損傷していることも考えられる．これらの場合は，動かさず，臨地実習指導者，受け持ちの看護師や医師にすぐに連絡する．

ポイント2　浴室から脱衣所に入る際には患者の身体をよく拭く

- 脱衣所の床が濡れていないか，滑らないか，物が落ちていないかを確認する．
- 浴室に滑り止めや手すりがあるかを確認し，介助する際にはどのように患者の清潔ケアを行うか，事前に手順を考えてから実施する．
- 足ふきマットを使用する際には滑らない形状の物を使用し，交差感染を防止するため患者ごとに交換するか，ディスポーザブル製品を使用する．

解説 注意2 チューブ類のトラブル

◆ 事故が起こってしまう状況・背景

- 患者が酸素吸入をしている場合，酸素チューブが短く，浴室まで届かないことがある．また，持続点滴やカテーテルなどの医療器具を装着している場合もあるため，介助の前に確認する必要がある．
- チューブの挿入部の保護が十分でなかったため，水滴が入って汚染してしまうこともある．

◆ 実習で気をつけるポイント

ポイント1 酸素チューブなどのチューブ類に注意する

- 治療のため酸素療法を行っている患者では，酸素がシャワー浴中も必要であれば，どのように確保するのかを確認しておく．
- 膀胱留置カテーテルや点滴ラインが挿入されていれば，挿入部の保護はどのようにするのかを受け持ちの看護師に確認しながら支援するようにする．
- チューブ類を汚染し，不潔な状態にすると，感染症につながる恐れがある．
- 入浴・シャワー浴介助の際には，チューブ類が引っ張られて抜けないようにしっかりと固定されているかを確認する．
- 不注意でカテーテルが抜けてしまうと，再度カテーテルを挿入しなければならず，患者に負担をかけることになってしまう．

解説 注意3 入浴中の急変・溺水・創傷・熱傷

◆ 事故が起こってしまう状況・背景

- 乳幼児は頭が重く，浴槽をのぞき込んだ際などに，バランスをくずすと自力で起き上がれず，溺れる場合がある．
- 弾力性に乏しく，結合組織の弱い皮膚をもつ高齢者は，湯に浸かることにより皮膚がふやけた状態になり，少しの接触やこするなどの摩擦によって，皮膚を損傷したり，剥皮したりする．
- 高齢者は，温度に対する知覚反応が遅れ，熱いことが知覚できず，熱傷をまねくことがある．
- 湯温が高温に設定されていることに気づかずに湯温の確認を怠り，高温の湯に入り，熱傷する．

◆ 足浴やシャワー浴の際に，手袋を装着したまま温度を確認したために温度確認が不十分となり，熱傷をきたす．

実習で気をつけるポイント

ポイント1　乳幼児の入浴介助では絶対に目を離さない

◆ 乳幼児が入浴している際に，少しでもバランスをくずしたら，すぐに背部から脇を支えて，頭部から転倒しないようにする．

ポイント2　入浴中に皮膚に刺激を与えない

◆ 患者に，入浴中は皮膚をゴシゴシとこすることは避け，やさしく洗うことを説明する．
◆ 何かに接触したりして，皮膚を損傷することがないように，浴槽のふちに物を置くことは避ける．
◆ 入浴後はクリームなどで保湿し，皮膚を保護する．

ポイント3　あらかじめ湯温を確認しよう

◆ 湯温の設定を機械で行っていても，温度計で測ったり，自分の前腕内側にお湯をかけ，高温になっていないかどうかを確認する．
◆ 心疾患，高血圧を伴う患者や脳卒中の既往がある患者では，湯温を通常よりも低く設定する必要がある場合がある．この場合は，医師の指示した湯温に従う．

解説▶ 注意4　寒暖の差による循環動態の変化による有害事象

事故が起こってしまう状況・背景

◆ 脱衣所と浴室に温度差があると，その影響によって血圧が変動し，心筋梗塞や脳卒中などを引き起こす場合がある．
◆ 入浴中に，体温上昇および低血圧によって，意識障害が生じ，転倒や溺水することがある．また，転倒や意識障害により，浴槽から出ることができない状態になると，さらに体温が上昇し，熱中症が引き起こされることもある．これらが原因となり，入浴中に急死する場合もある．

◆ 実習で気をつけるポイント

ポイント1　循環動態の急激な変化を避ける

- 脱衣所と浴室に温度差を生じさせないよう，あらかじめ脱衣所を暖める．
- 入浴前にはバイタルサインを測定し，患者の状態を確認する．循環動態に影響を与えるような発熱，血圧上昇などがみられるときは，入浴を控えることを検討する．入浴中，入浴後も患者の顔色や気分不快などの観察を怠らない．循環動態に影響を与えやすい患者では湯温はぬるめにし，入浴時間は短くする．
- 熱中症防止のため，入浴前後には水分補給を促す．

ポイント2　入浴中の見守り，適宜の声かけ，迅速な対応を心がける

- 患者の状態に応じて入浴中に付き添うかどうかを検討し，患者が一人で入浴している場合でも適宜，声かけをし，安全を確認する．入浴時にはナースコールの位置を患者とともに確認し，何かあればすぐに呼ぶように伝える．

解説▶ 注意5　永久気管孔へのフィルムドレッシング材貼付による有害事象

◆ 事故が起こってしまう状況・背景

- 入浴やシャワー浴を行う際，患者が永久気管孔の造設後であることが情報共有されていない場合，気管切開の孔と思い込み，頸部の孔にフィルムドレッシング材が貼付されてしまうことがある．
- 永久気管孔が塞がれた場合には，呼吸ができない状態に陥る．

◆ 実習で気をつけるポイント

ポイント1　永久気管孔か，気管切開による孔か，情報をきちんと確認する

- カルテから，患者の疾患や手術情報，シャワー浴・入浴に関する情報を漏れることがないように収集する．
- 情報が取得できない場合には，臨地実習指導者，受け持ちの看護師に確認する．

ポイント2　孔を一時的に塞ぐような場合は，患者の呼吸状態を適宜確認する

- 塞いだ直後に，呼吸状態の変化がないかどうかを確認する．

引用文献
1) 医療事故情報等収集事業, 医療安全情報, 永久気管孔へのフィルムドレッシング材の貼付　No.123　2017年2月, http://www.med-safe.jp/pdf/med-safe_123.pdf より2018年9月12日検索

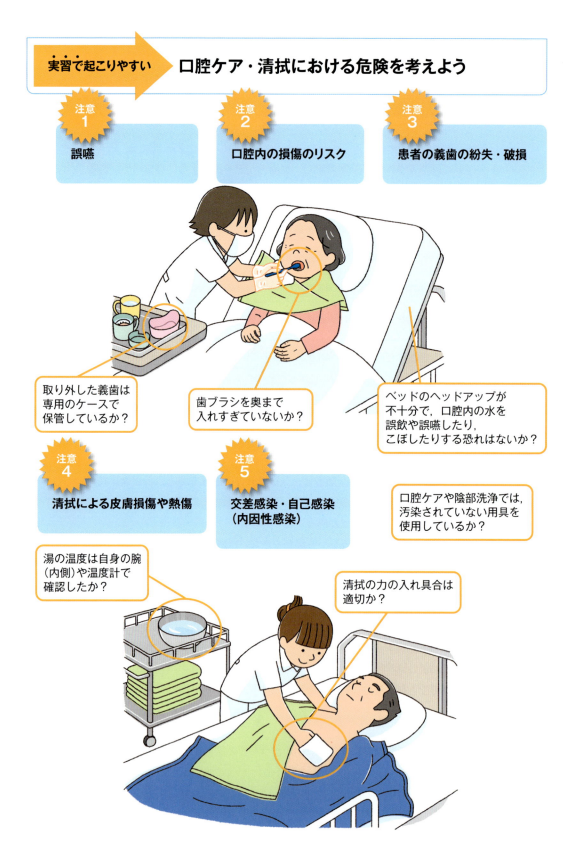

口腔ケア・清拭の目的

- 口腔ケアは，口腔衛生の維持・向上を主眼とし，口腔内の食物残渣や歯垢の除去などの一連の口腔清掃のことである．また，口腔粘膜の血行や唾液の分泌を促進して口腔機能を増進・賦活化させることにより，誤嚥や低栄養，呼吸器感染などを予防する．
- 清拭は，呼吸・循環障害があるなど入浴やシャワー浴ができない患者に対して行う．

起こりうる事故・ヒヤリ・ハット

注意1　誤嚥　p.116で解説▶

- 水を多く含ませたり，歯ブラシを奥まで入れて嘔気を誘発させると，患者が誤嚥してしまうことがある．
- 食物残渣などが気管から肺に入るなどにより誤嚥性肺炎が引き起こされることがある．

注意2　口腔内の損傷のリスク　p.117で解説▶

- ブラッシングによって口腔内の潰瘍を悪化させてしまうことがある．

注意3　患者の義歯の紛失・破損　p.117で解説▶

- 口腔ケア時に外した義歯を紛失したり，落として破損してしまったりすることがある．

注意4　清拭による皮膚損傷や熱傷　p.118で解説▶

- 力を入れすぎて清拭を行うと，患者の皮膚を損傷してしまうことがある．
- 清拭に用いる温タオルが熱すぎ，熱傷させてしまうことがある．

注意 5　交差感染・自己感染（内因性感染）

p.118で解説 ▶

- ◆ 洗面台の蛇口は，口腔内の雑菌などの跳ね返りで汚染されている場合，交差感染を引き起こす危険性がある．
- ◆ 歯ブラシや陰部洗浄に使用したボトルなどは再使用する物品である．定められた方法で洗浄・乾燥・保管しないと，汚染の循環や交差感染の原因となる．
- ◆ 再使用物品を洗浄する場合は，所定場所以外で行うと，環境汚染や交差感染の原因となる．
- ◆ ステロイドの投与，抗がん剤の投与などにより，免疫力の低下した状態においては，日和見感染などの内因性感染を引き起こすことがある．

実習を乗り切るために必要な知識

解説 ▶ 注意 1　誤嚥

◆ 事故が起こってしまう状況・背景

- ◆ 患者に声かけをしてしっかり坐位にしてからケアを行わないと，分泌物や含嗽の際に誤嚥してしまう危険性がある．
- ◆ 食物の誤嚥や，不十分な口腔ケアにより食物残渣などが気管から肺に入り，誤嚥性肺炎などを引き起こすこともある．
- ◆ 患者の吐物や痰が誤って気管に入ると，誤嚥性肺炎が引き起こされる危険性がある．
- ◆ 胃ろうなどの経管栄養によって口から食物を摂取しない患者であっても，口腔内の清潔が低下すると細菌が繁殖し，唾液が細菌とともに肺に流れ込むと誤嚥性肺炎を引き起こす．
- ◆ 意識レベルの低い患者では誤嚥するリスクが高まるため，注意が必要である．

◆ 実習で気をつけるポイント

ポイント1　坐位をとれる患者には，しっかり座ってもらう

- ◆ 坐位をとれる患者にはしっかり座ってもらい，誤嚥を防ぐ．
- ◆ 麻痺がある場合などは，麻痺側に枕を入れて支持する．

ポイント2　側臥位で口腔ケアを行う場合は，しっかりと体位をとってもらう

◆ 背中が安定するように枕を入れて姿勢を保持する．
◆ 含嗽をしてもらう場合は，しっかりとガーグルベースンを頬に沿わせ，枕元を汚染しないようにする．

ポイント3　磨き残しがないように，ていねいにブラッシングする

◆ 口腔ケアでは，歯と頬のあいだの空間や舌の上の舌苔の除去も忘れずにケアする．
◆ 患者が義歯を装着している場合は，義歯の部分に食物残渣や雑菌がたまりやすいので，ていねいにブラッシングする．

口腔内の損傷のリスク

▷ 事故が起こってしまう状況・背景

◆ 口腔内の潰瘍，痂皮や出血傾向の観察を怠ったり，あるいはそれらが存在していることを知りながら，通常のブラッシングをしたりすることで，悪化させてしまう可能性がある．

▷ 実習で気をつけるポイント

ポイント1　口腔内に潰瘍，炎症などがある患者は，患者の状態にあった慎重なケアを行う

◆ 患者にあった口腔ケアの方法や用いる物品について受け持ちの看護師などの指導を仰ぎ，技術を習得してからケアを行う．
◆ 口腔内の炎症・びらんなどがある患者に対しては，歯と頬のあいだなどは，先端がスポンジ状になった口腔ブラシなどを使用し，力加減を調整し，出血や炎症が増強しないようにする．
◆ 口唇が乾燥すると口唇の端の皮膚が切れて出血したり，口腔内の雑菌が繁殖したりすることにもなる．専用の保湿剤などで，口腔内が乾燥しないようにする．

患者の義歯の紛失・破損

▷ 事故が起こってしまう状況・背景

◆ 口腔ケア時に外した義歯をすぐにケースに入れて保管しなかったために，紛失や破損をしてしまう．

◆ 実習で気をつけるポイント

ポイント1 取り外した義歯はすぐに保存するケースに入れる

◆ 義歯は必ず保存用のケースに入れ，水を入れて乾燥させないようにする．

解説▶ 注意4 清拭による皮膚損傷や熱傷

◆ 事故が起こってしまう状況・背景

◆ 疾患のために患者の皮膚が弱くなっている場合がある．
◆ 清拭に用いる温タオルの温度を確実に確認せずにケアすることによって，患者に熱傷を負わせてしまう．

◆ 実習で気をつけるポイント

ポイント1 清拭の前に患者の身体状態をアセスメントする

◆ 肝機能の低下による黄疸がある場合や，血小板数が減少し出血傾向のある場合は，力を加減してていねいに清拭する．
◆ 皮膚が脆弱になっている患者では，低刺激の石けんを用いたり，柔らかいタオルまたは清拭用おしぼりを用いて力を入れすぎないように配慮して行う．

ポイント2 清拭に用いる温タオルや清拭用おしぼりは必ず温度を確認する

◆ 温タオルまたは清拭用おしぼりの温度は，手袋をはめず必ず自身の腕の内側や温度計で確認する．
◆ 時間を気にして焦って行うと，患者に熱傷を負わせてしまうことになる．

解説▶ 注意5 交差感染・自己感染（内因性感染）

◆ 事故が起こってしまう状況・背景

◆ 洗面台が適切に清掃されておらず，汚染された状態になっている．
◆ 洗浄し忘れた歯ブラシを用いる．
◆ 洗浄されていない陰部洗浄ボトルを使い回す．
◆ 清拭中に，ライン挿入部を汚染してしまうことがある．
◆ 布製のタオル（リユース品）を使用している場合，不適切な管理によりタオル

が汚染され，感染源となることがある．
- 清拭中に，吸引が必要になったり，おむつ交換が必要になったりした場合，あわてて不適切な方法で手指衛生・個人防護具（personal protective equipment：PPE）の交換が行われることがある．

実習で気をつけるポイント

ポイント1　洗面環境や使用物品に留意する

- 病室の洗面台は，患者が洗面・歯磨き・整髪などを行う場所であるため，それ以外の目的で使用しない．
- 洗面台の蛇口は，口腔内の雑菌の跳ね返りなどで汚染されているため，患者の病状によっては，含嗽用・飲水用に用いてよいか検討する必要がある．
- 歯ブラシや陰部洗浄などの再使用物品は，定められた場所・方法で洗浄・乾燥・保管する．
- 再使用物品を使用する前には，適切な方法で洗浄などの管理がなされているか確認する．
- ガーグルベースン，シャワーボトル，尿器，差し込み便器は加熱洗浄処理後，完全に乾燥させてから使用する．次亜塩素酸ナトリウムによる浸漬消毒を行う場合は汚物室で汚物を除去し，中性洗剤で洗浄した後，薬液から浮かないよう浸漬させる．

ポイント2　清拭ケアにおける手指衛生や個人防護具（PPE）の交換などのタイミングに留意する

- 静脈カテーテルやドレーンなどの刺入部周囲の清拭の際は新しいタオルで行い，刺入部やカテーテルを汚染しないようにする．また，排液で汚染した（可能性のある）タオルでほかの部位を拭かない．
- 排泄物の処理・陰部洗浄（清拭）を行ったあとは手袋（汚染が顕著な場合ガウンも）を外し，手指衛生を行ったあとに新しい個人防護具（PPE）を着用してほかの部位の清拭を行う．
- 陰部ケアを行っている際に吸引が必要となった場合は，手袋を外して手指衛生を行い，新しい手袋を装着するようにする．
- 布製の清拭タオルは，適切に保管・保温管理をしないと，芽胞菌の温床となるため，最近ではディスポーザブルタオルを使用する施設が増えている．

Step 2-5 医療関連感染（HAI）予防対策

実習で起こりやすい 実習者の健康管理で問題となる事項を考えよう

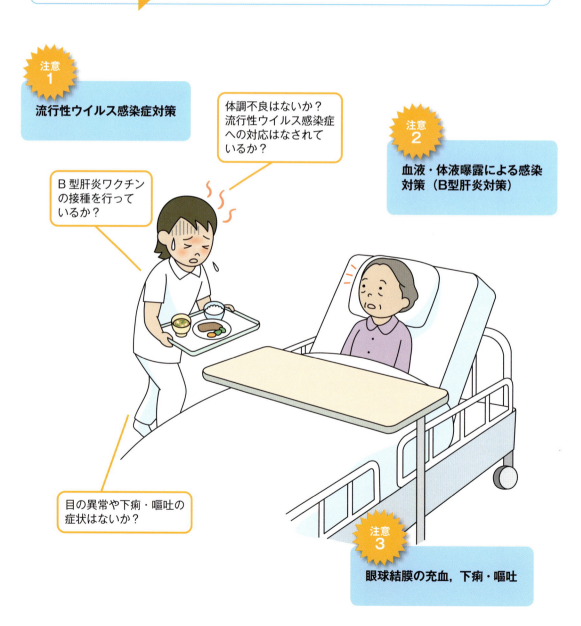

注意1　流行性ウイルス感染症対策

B型肝炎ワクチンの接種を行っているか？

体調不良はないか？ 流行性ウイルス感染症への対応はなされているか？

注意2　血液・体液曝露による感染対策（B型肝炎対策）

目の異常や下痢・嘔吐の症状はないか？

注意3　眼球結膜の充血，下痢・嘔吐

実習者の健康管理の目的

■ 免疫力が低下した患者，低出生体重児，高齢者などの易感染患者に接する医療者（実習生なども含む）は，一般的な体調管理はもちろんだが，流行性ウイルス感染症などのワクチン接種などで予防できる感染症への対処を事前に実施し，自らが感染源とならないよう，また，自らが罹患しないようにする．

起こりうる事故・ヒヤリ・ハット

注意1　流行性ウイルス感染症対策
p.122で解説▶

- ◆ 流行性ウイルス感染症は感染力が強く，症状が出現する前から他者に感染させる危険性がある．医療者が罹患した場合，気づかないうちに抗体未獲得者のほかの職員や患者へ感染を拡大させる危険性がある．
- ◆ 帯状疱疹は，症状が顕著でない場合，診断が遅れ，抗体未獲得の患者や他者へ感染を拡大させる危険性がある．
- ◆ インフルエンザウイルスは感染力が強く，時には大流行をきたす．職員（実習生などを含む）が発症した場合，曝露源となってしまう．

注意2　血液・体液曝露による感染対策（B型肝炎対策）
p.123で解説▶

- ◆ 血液などで汚染された器具（針，メス刃など）で切創を受けたり，また排液の片づけや処置介助の際に，血液や体液の飛散を粘膜や皮膚に受けることにより，血液媒介感染症に罹患することがある．その代表的なものとして，B型肝炎，C型肝炎，後天性免疫不全症候群（acquired immunodeficiency syndrome：AIDS），成人T細胞白血病などがある．

注意3　眼球結膜の充血，下痢・嘔吐
p.124で解説▶

- ◆ 流行性角結膜炎は非常に感染力が強く，症状が出現する前から他者に感染させる危険性がある．医療者が罹患した場合，気づかないうちにほかの職員や患者へ感染を拡大させる危険性がある．
- ◆ ウイルス性胃腸炎のなかには，ノロウイルスのように感染力が強いものがある．また，下痢や嘔吐症状が改善しても，便からの排泄は1か月程度つづくため，処理を誤ると感染を拡大させる危険性がある．

実習を乗り切るために必要な知識

解説 ▶ 注意 1　流行性ウイルス感染症対策

◆ 事故が起こってしまう状況・背景

- わが国の流行性ウイルス感染症ワクチン接種プログラムには変遷があり，ワクチンを接種していない世代があり，抗体を有していない者がいる．
- 風疹・麻疹は症状が類似しているため，臨床診断だけでは誤ってしまうことがある．
- 流行性ウイルス感染症は小児期に好発する疾患であるため，成人が一般内科を受診した場合，診断に遅れが出ることがある．
- 日本を訪れる外国人の増加により，流行性ウイルス感染症への対策が十分でない国からの渡航者もいる（ウインドウ期の接触）．
- 帯状疱疹のごく初期は，それとはわからないことも多い．
- インフルエンザの潜伏期間は平均3日であるが，感染力が強いため罹患しやすい．
- インフルエンザワクチンは，発症を完全に予防するものではない．インフルエンザウイルス感染後に発症する可能性を低減させる効果と，発症した場合の重症化防止のために接種が行われる．インフルエンザワクチンを接種していても，あわせて実施すべき咳エチケットや手指衛生を怠ると，罹患する可能性はある．

◆ 実習で気をつけるポイント

ポイント1　自身の流行性ウイルス感染症の罹患歴およびワクチン接種歴を把握する

- 母子手帳に，罹患歴・ワクチン接種歴の記載があれば，それが証明となるが，ない場合には，必ず抗体検査を受けて確認し，実習先の施設の要件に応じてワクチン接種を行う．
- ワクチン接種を行ってから抗体を獲得するまでには時間を要するため，実習に際し余裕をもって準備する．

ポイント2　体調不良の際は自己判断せず報告しよう

- 水痘の罹患歴がある者は，疲労などにより帯状疱疹を呈することがある．一般的には帯状疱疹が感染する可能性は低いが，病院実習に際しては注意を払う必要があり，自己判断せず早期に看護管理者または臨地実習指導者に報告・相談を行う．

ポイント3　流行前にインフルエンザワクチンを接種する

- インフルエンザワクチンを接種してから抗体を獲得するまでには時間を要するため，流行が始まる1か月前には接種することが望ましい（例年の流行期間11月～4月）．

ポイント4　流行期には飛沫感染対策と咳エチケットを確実に実施する

- インフルエンザワクチンは発症を完全に予防するものではないため，発症者と接する際は，飛沫感染対策を確実に行う．
- 呼吸器感染の徴候や症状（咳・くしゃみ）があるときは，マスクを装着する．また，徴候・症状がある人にはマスクの装着を依頼する．

ポイント5　インフルエンザ罹患が疑われる場合はすぐに受診する

- 実習中，呼吸器感染症状がなくても，発熱・関節痛などが出現した場合はインフルエンザを疑い，ただちに看護管理者または実習指導者に報告し，実習の欠席に関しては指示に従う．

解説▶注意2　血液・体液曝露による感染対策（B型肝炎対策）

◆ 事故が起こってしまう状況・背景

- 自らが血液・体液，皮膚・粘膜曝露対策を実施していても，他者が不適切に棄てた針を片づけている際に受傷したり，処置中に患者が予測不能な動きをしたために受傷し，罹患することもある．
- 個人情報および検査費用の観点から多くの病院では，受診するすべての患者に感染症の確認を行っていない．そのため，事前に感染症の有無を確認できないこともある．

◆ 実習で気をつけるポイント

ポイント1　B型肝炎ワクチンを確実に接種しよう

- 血液・体液曝露による感染のなかでB型肝炎感染は，事前のワクチン接種により予防できるため，実習前に必ずワクチン接種を行う．
- B型肝炎ワクチンは0，1，6か月後の3回接種（1シリーズ）を行う必要がある．体調不良などにより接種スケジュールから逸脱した場合は自己判断で中止せず，医師と相談し，できるだけ実習までに接種が完了できるようにする．

- ◆ 実習で学生がHBs抗原陽性患者を受け持つことはないと思われるが，「B型肝炎ワクチン不応者（2シリーズ接種しても抗体陽性化しない者）」となった場合は，血液・体液曝露対策は厳重に留意する．
- ※ 医療現場では，血液・体液曝露のリスクにさらされることを前提に，曝露対策を行ったうえで，業務にあたることになる．もし，自分が「B型肝炎ワクチン不応者」であっても，すべてのリスクがある業務に配慮（免除）がなされるわけではない．就職に向けて，就労施設をどうするか，自身でよく検討することも必要である．

解説 ▶ 注意3 眼球結膜の充血，下痢・嘔吐

◆ 事故が起こってしまう状況・背景

- ◆ アデノウイルスは潜伏期間が7〜10日程度あるため，知らぬ間に感染してしまう．アデノウイルスは感染力が強いだけでなく，発症者が触れた箇所にウイルスが長くとどまり，そこに他者が触れることで感染してしまう．
- ◆ ノロウイルスなどは吐物処理中に空気中に浮遊し乾燥したウイルスを吸うことでも感染してしまう．また，下痢や嘔吐といった症状が改善しても便からの排泄がつづくため，排泄後の手洗いが不十分であった手で環境に触れると，そこに他者が触れることで感染してしまう．

◆ 実習で気をつけるポイント

ポイント1　実習中に眼球結膜充血など目の異常を感じたら，すぐに報告する

- ◆ 実習中に結膜充血・著明な眼脂など流行性結膜炎を疑う症状が出現した場合は，すみやかに実習を中止し，看護管理者または臨地実習指導者に報告する．看護管理者または臨地実習指導者は感染制御部に報告し，アデノウイルス迅速抗原検査の実施などの指示を受ける．
- ◆ すみやかに接触箇所を清掃する必要があるため，自らの活動範囲を報告する．
- ◆ 下痢・嘔吐などウイルス性胃腸炎を疑う症状が出現した場合は，すみやかに実習を中止し，看護管理者または臨地実習指導者に報告する．看護管理者または臨地実習指導者は感染制御部に報告し，実習停止期間や対応などを確認する．
- ◆ 患者の吐物を処理する際は，必要な標準予防策を用いる（p.127参照）．また，アルコールが効かない起因微生物があるため，処理後は手洗いを励行する．

column 医療関連感染（HAI）とわが国における感染対策

1 医療関連感染（HAI）とは

医療関連感染（health-associated infection：HAI）とは，医療機関（在宅医療も含む）において，患者が原疾患とは別に新たに感染症に罹患することをいい，患者自身のもつ菌による「内因性感染」「菌交代症」，施設内での「医療従事者の感染」，入院患者の「入院中・退院後の感染」が含まれる．

HAIの背景には，医療の進歩に伴う易感染性患者（担がん患者・術後患者・化学療法や免疫療法を受ける患者・新生児集中治療室の患児など）の増加，侵襲性の強い医療機器の使用や手技の増加がある．さらに，治療として広域抗菌薬が過剰に使用されてきたことによるメチシリン耐性黄色ブドウ球菌（Methicillin-resistant Staphylococcus aureus：MRSA）や多剤耐性緑膿菌（multi-drug resistant Pseudomonas aeruginosa：MDRP）などの耐性菌の出現も挙げられる．このように，近年，感染症の起因微生物に特化した感染症対策だけでは感染が制御できない時代となっている．

なお，HAIという用語は，感染対策が"院内"だけでなく在宅ケアも含める必要性があることから，2004（平成16）年に米国の政府機関である疾病管理予防センター（Centers for Disease Control and Prevention：CDC）が提唱し，世界的に用いられるようになった．わが国では，これまで使われていた「院内感染」という言葉が定着しており，同義語として使われている場合が多い．

2 わが国における感染対策

わが国における感染対策は，感染症対策として，1897（明治30）年の「伝染病予防法」の制定以降，"ヒトに感染する疾患の社会での蔓延防止"に重点を置いた枠組みのもとで行われてきた．その後，ワクチンや抗菌薬の開発により多くの感染症について個別の予防・治療が可能となったことをふまえ，感染症を取り巻く世界的な状況を鑑み，伝染病予防法に代わる新たな感染症対策の基本法として，「感染症の予防及び感染症の患者に対する医療に関する法律」（以下「感染症法」）が制定された〈1999（平成11）年4月施行，2007（平成19）年4月1日から「結核予防法」と統合〉．

2007（平成19）年4月1日より施行された改正医療法では，組織的に感染対策を推進する体制整備のために，すべての医療機関において医療安全を確保するなかで，院内感染対策委員会（infection control committee：ICC）を設置することを義務づけた．これは，諸外国においては医療上のエラーにHAIが含められており，この考え方が踏襲されたことにもよる．2011（平成23）年の医療法改正では，目安として300床以上の医療機関を対象に感染制御チーム（infection control team：ICT）の設置やその構成メンバーおよび機能が明示されたことを受け，2012（平成24）年の診療報酬改定で感染防止対策加算の新設にいたっている．

ステップ **2** 実習を乗り切るために必要な技術を学ぶ

実習で起こりやすい ▶ **HAI対策の基本（標準予防策・感染経路別予防策）を知ろう**

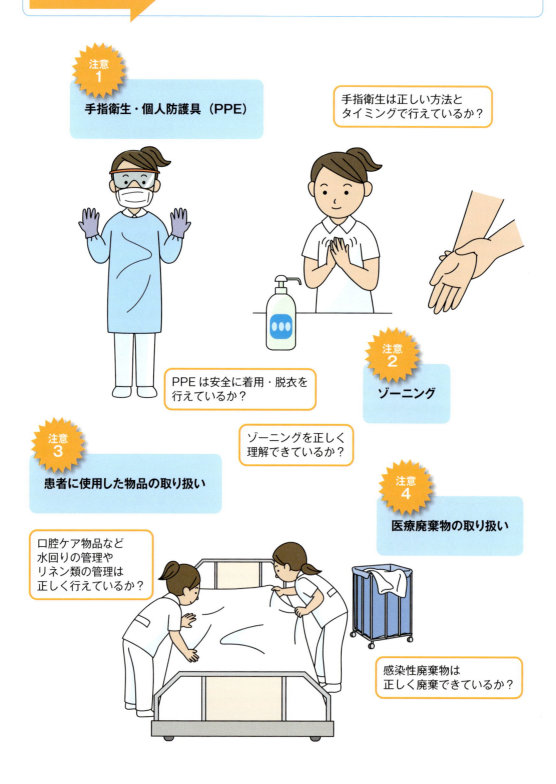

標準予防策・感染経路別予防策の目的

- 標準予防策（standard precautions スタンダード プリコーション）は，すべての患者に対して行われる基本的な感染対策である．これは，すべての患者の①血液，②汗を除くすべての体液，分泌液，排泄物，③粘膜，④損傷した皮膚を感染性の可能性のある物質とみなし対応することで，患者と医療従事者双方における感染の危険性を減少させるために行う．
- 感染経路別予防策は，感染性の強い病原体や疫学的に重要な病原体に感染・保菌している（疑いも含む）患者に対し，それぞれの感染経路を遮断するために，標準予防策に追加して行われる．病原微生物の特徴により，①接触感染予防策，②飛沫感染予防策，③空気感染予防策に分類される．この感染経路別予防策は，重複して対策がなされる場合がある（例：接触感染予防策＋飛沫感染予防策，接触感染予防策＋空気感染予防策）．

起こりうる事故・ヒヤリ・ハット

注意1　手指衛生・個人防護具（PPE）　p.128で解説▶

- 手指衛生（手指消毒）を適切なタイミングで行っていないことにより，医療従事者の手指が伝播経路となってしまう．
- 個人防護具（personal protective equipment：PPE）を適切な手順に則って脱がなかったことにより，着用者自身および周辺環境を汚染してしまう．

注意2・3・4　ゾーニング，患者に使用した物品の取り扱い，医療廃棄物の取り扱い　p.129で解説▶

- 清潔なゾーンに血液・体液，病原微生物が付着した（可能性のある）物品を置いてしまうことで，環境汚染・交差感染の原因となってしまう．
- 看護ケア用品など患者に使用した物品を再利用する物品は，再生処理が不十分であると交差感染の原因となってしまう．
- 病院の廃棄物には，一般・資源・産業廃棄物のほかに「感染性廃棄物（医療関係機関などから生じ，人が感染し，もしくは感染する恐れのある病原体が含まれ，もしくは付着している廃棄物またはこれらの恐れのある廃棄物）」があり，適切に管理・処理を行わないことで，環境汚染・交差感染・針刺しなどの原因となってしまう．

実習を乗り切るために必要な知識

解説 ▶ 注意 1　手指衛生・個人防護具（PPE）

◆ 事故が起こってしまう状況・背景

◆ 手指衛生の正しい方法と適切なタイミング，使用すべきPPEの正しい選択・着脱方法の理解が十分ではない．
◆ 臨床現場では，複数のケアを同時に提供したり，臨機応変に手順を変更したり，複数の患者へのケアが連続したりなど，教科書どおりにいかないことがあり，手指衛生やPPE使用を確実に実施することが困難である．

◆ 実習で気をつけるポイント

ポイント1　正しい手指衛生の方法を知る

◆ 擦式アルコール製剤による手指消毒は簡便に行えるがゆえに，"やっているつもり"になってしまい，有効な手指消毒が行えていない場合がある．擦式アルコール製剤による手指消毒では，①有効な成分（アルコール濃度）が認められた製剤を使用する，②手指をカバーするのに十分な量を使用する，③手指のすべての領域をくまなくカバーする正しい手順で製剤を手に擦り込む，④手指衛生を正しいタイミング（手指衛生の5つのタイミング）で実施することが重要である（p.132, check 参照）．
◆ 同じ患者であっても異なる処置やケアをつづけて行う場合は，異なる部位への交差感染を防止するために，手指衛生を行う．
◆ 患者，家族，面会者にも手指衛生の方法について説明し，実施してもらう．

ポイント2　PPEの安全な着用方法と脱衣方法を知る

◆ PPEは，粘膜・気道，皮膚，衣服を病原体の接触から守るために，以下の原則を守って使用することが重要である．
・提供するケア内容（おむつ交換，吸引など），接触する汚染箇所・汚染物の状態から，どのPPEをどのタイミングで，どこで着用するかを判断する．また，外したPPEをどこに廃棄するのかを確認・準備しておく．
・使用前のPPEを汚染させないよう注意し，正しい順番で確実に着用する．
・PPEを外すときは，衣服や皮膚，周囲を汚染しないよう注意する．
・PPEは，使用した場所，パーテーションなどで区切られた区域から出る前に外し，周囲を汚染しないよう廃棄する．

◆ PPE には手袋，サージカルマスク，ガウン，アイシールド（フェイスシールド）がある．状況に応じて，単独または組み合わせて用い，着脱の手順では手指衛生をあわせて実施する（p.134, check 参照）．

解説▶ 注意 2・3・4　ゾーニング，患者に使用した物品の取り扱い，医療廃棄物の取り扱い

事故が起こってしまう状況・背景

◆ 病棟内の清浄度によるゾーニングの理解が十分ではない．
◆ 病院という環境で日常生活用品を使用する際のリスクの理解が十分ではない．
◆ 感染性廃棄物の取り扱いが正しくできない．

実習で気をつけるポイント

ポイント1　ゾーニングの考え方を知る

◆ 人も環境も汚染してしまうと，清潔にするには労力を要するほか，微生物レベルでの清浄度を担保するのはむずかしい．そのため，使用目的に応じてゾーニングを行い，不必要な汚染による交差感染のリスクを低減させる．

ポイント2　清潔に取り扱う物品であっても，用途によって準備スペースを分ける

◆ 清潔に取り扱うべき物品でも，血管内に投与するもの，経腸から投与するものは準備するゾーンを分ける．
◆ 患者に使用した物品などは患者の血液・体液や患者環境にいる病原微生物で汚染されているととらえ，点滴準備ゾーンなど，清潔なエリアに持ち込まない．

ポイント3　水回りの管理

◆ 手洗い器や流し台は，湿潤環境のため微生物の温床となりやすい．口腔ケア物品などは患者の血液・体液や患者環境にいる病原微生物で汚染されているため，手洗い器で洗浄しない（ケア物品を処理する場所は必ず確認する）．
◆ 水回り周囲は，水はねによる汚染が発生するため，物品の配置に留意するとともに，不用意に物品などを置かない．
◆ 環境汚染を最小とするため，病棟での一時洗浄は最小限とする．部署での洗浄が必要な場合は，洗浄場所を決めて実施する．

ポイント4　リネン類の管理

◆ 使用前の寝具・寝衣は，衛生的に保管する．

- ◆ 電気あんか・電気毛布・ポジショニング用枕など，洗濯できない物は，カバーをかけて使用し，使用後はカバーを外し，使用前の寝具・寝衣とは別の収納場所（棚）で保管する．
- ◆ 患者の血液・体液で汚染した（恐れのある）寝具・寝衣は，専用の袋に入れたうえ，すみやかに専用のランドリーバッグに入れる．
- ◆ 使用済みの寝具・寝衣は，床に置かない．

ポイント5　廃棄物の管理

- ◆ 感染性廃棄物の廃棄容器は，患者が誤って触れないよう，管理区域に設置し，管理する．
- ◆ 感染性廃棄物は，バイオハザードマーク（表）に従って，「鋭利なもの」「固形状のもの」「液状・泥状のもの」に分別して廃棄する．
- ◆ 感染性廃棄物を扱う際は必ず手袋を着用し，排出した現場でビニール袋などに収め，すみやかに感染性廃棄物廃棄容器に廃棄する．廃棄したあとは手指衛生を行う．
- ◆ 注射針はリキャップせずに，使用直後に専用容器に棄てる．
- ◆ インスリン皮下注射や採血など，患者のベッドサイドで注射針を使用する場合は，携帯用の針捨て容器を携帯し，使用後はただちに針捨て容器に廃棄する．
- ◆ 万が一，針や鋭利器材などで切創を負ってしまった場合には，すみやかに指導教員，臨地実習指導者に申し出る．

表　バイオハザードマーク（感染性廃棄物を廃棄するための目印）

鋭利なもの 注射針，カミソリ，メスの刃など	**固形状のもの** 血液が付着したガーゼや包帯，ディスポーザブルのものなど	**液状・泥状のもの** 血液，汚物，組織など

check　滅菌と消毒

　滅菌とは，すべての微生物を死滅または除去し，無菌状態とすることである．一方，消毒とは，病原微生物を除去・殺菌すること，もしくはその病原性を失わせることであり，すべての微生物を殺菌することではない．

check 標準予防策の注意点

　標準予防策（standard precautions）は，単独で実施されるものではなく，医療現場のさまざまな場面において組み合わせて実施されるものである．標準予防策が確実に実践されていれば，感染予防策はほぼ実践されているといっても過言ではない．

　しかし，"標準（100％実施）" としながらも，標準予防策の基本である手指衛生や個人防護具（PPE）の着用などは，確実に実施することが困難な予防策である．なぜなら，現場ではケアを複合して提供したり，ケアを提供しながら手法を変更したり，複数の患者へのケアが連続するなど，教科書どおりにはいかないからである．それゆえ，標準予防策の必要性を各自が理解し，「なぜこの予防策が，このタイミングで必要なのか」をその場で判断して実施することが重要である．

1 手洗い
- 手洗い後，蛇口は素手で締めるのではなく，ペーパータオルを使って締める．
- 手洗い後は，自身の顔や髪に触れない．

2 手袋
- 創部処置などで感染部位と接触し，その後，また別の患者の処置を実施するときは，手袋を外して，手指消毒をしてから，新しい手袋を着用する．
- 手袋が外れたり，穴が開いたりするのを防ぐために，自分の手のサイズにあったものを選択する．

3 ガウン，エプロン，サージカルマスク，アイシールド（フェイスシールド）
- 血液や体液などで着衣が汚染される危険性がある場合，非透過性ガウン（撥水性）またはプラスチック性のエプロンを着用する．
- 院内感染症に患者が罹患している場合は，PPEを用いて，自身の皮膚・目・鼻・口の粘膜，着衣を保護し，ディスポーザブルのものを用いる．
- 飛沫感染の危険性がある場合には，サージカルマスクを着用する．
- 患者の感染症によって，必要なサージカルマスクの種類を使い分ける．
- 創処置，ラインの挿入介助は，患者を保護する観点からも，サージカルマスクを着用する．

4 針刺し
- 医療者のなかで頻度が高い針刺しは，注射針，翼状針，留置針となっている．これらの取り扱いには十分に注意し，適切に処理を実施する．

5 寝具，寝衣，リネン
- 血液や体液などで汚染された寝具，寝衣，リネンが感染の媒介にならないように，専用の袋（液体が漏れない防水性のもの）に入れて持ち運ぶなどの対応を行う．これらのものを片づけるときは，必ず手袋を着用する．
- 寝具，寝衣，リネンは清潔な状態を保つ．

6 環境整備
- 汚染されたものに使用したモップや雑巾などを用いて掃除をしない．
- 患者の部屋で，複数の人が触るもの（ドアノブなど）や物をよく置く場所（オーバーテーブル，床頭台）については，念入りに掃除をする．水分の入った容器は必要最低限とし，不必要に置きっぱなしにしない．

check 手指衛生の基本的な考え方

標準予防策において，最も基本となるのは手指衛生である．世界保健機関（World Health Organization：WHO）は，「清潔なケアは安全なケアである」を患者安全の国際的な取り組みとして第一優先に掲げ，手指衛生の推進を提唱している．

手指衛生の基本的な考え方については2009（平成21）年に出されたWHOの「医療における手指衛生ガイドライン」により，簡便さや除菌効果を考慮し，擦式アルコール製剤を第一選択とすること，目に見える汚染がある場合やアルコールに抵抗性がある微生物による汚染が考えられる場合に，石けんと流水による手洗いによる物理的な汚染除去を行うことが勧告されている．

擦式アルコール製剤による手指消毒の方法を図1に，手指衛生を行うタイミングについて図2に示す．

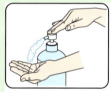
①消毒液を片手に受ける

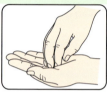
②受けた手の反対の指先から消毒液を擦り込む．次に，消毒液を反対の手のひらに移し，消毒していないほうの指先に擦り込む．

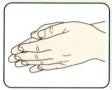
③両方の手のひらに擦り込む．

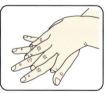
④手の甲を反対側の手のひらで擦る

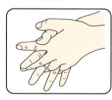
⑤指を組んで両手の指のあいだを擦る

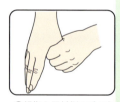
⑥親指を反対側の手で包みねじり擦る

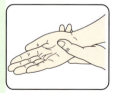
⑦両手の手首までていねいに擦る

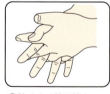
⑧乾くまで擦り込む

図1　擦式アルコール製剤による手指消毒の方法

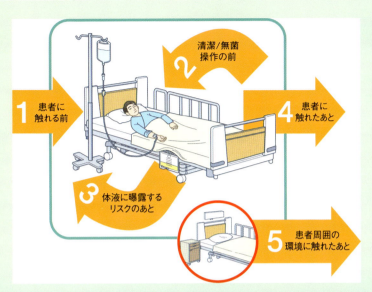

	タイミング	例
1	患者に触れる前	検温，移動介助，入浴介助・清拭　など
2	清潔／無菌操作の前	食事，投薬，薬剤調整，口腔ケア，口腔・気管分泌物の吸引，損傷皮膚のケア，皮下注射，末梢静脈カテーテル挿入，静脈ラインからの側管注　など
3	体液に曝露するリスクのあと	口腔ケア，口腔・気管分泌物の吸引，損傷皮膚のケア，ドレナージシステムの排液処理，検体採取および処理，おむつ交換・尿・便・吐物処理，皮下注射，末梢静脈カテーテル留置，静脈ラインからの側管注汚染箇所あるいは明らかに汚染された箇所の掃除　など
4	患者に触れたあと	検温，移動介助，入浴介助・清拭　など
5	患者周囲の環境に触れたあと	ベッド柵，ベッドサイドテーブル，テレビのリモコン，ベッドのリモコン，ナースコール，ベッドサイドモニター，輸液ポンプ，ベッドサイドに置いてある看護ケア物品，ベッドリネンの交換，ベッドサイドテーブルの掃除後　など

図2　手指衛生を行う5つのタイミング

check 無菌操作

　無菌操作とは，手術・処置・検査など行う領域や使用物品・器具をすべて微生物のいない状態に維持し，汚染されないように行う手技のことをいう．

check 安全な着用順序・脱衣順序

1 個人防護具（PPE）

個人防護具（PPE）は，以下の順序で着脱を行う（**図1，2**）．

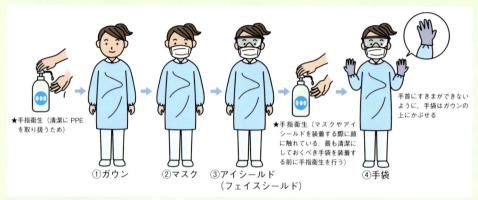

図1　PPEの着用順序

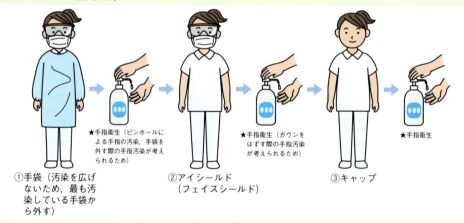

図2　PPEの脱衣順序

2 手袋

手袋は，以下の順序で着脱を行う（**図3，4**）．

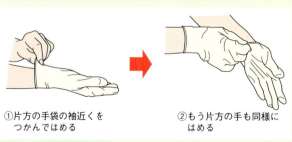

図3　手袋の着用順序

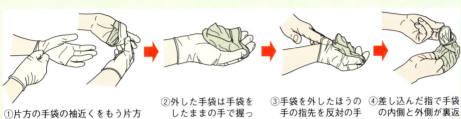

図4　手袋の脱衣順序

3 プラスチックガウン

プラスチックガウンは，以下の順序で着脱を行う（図5，6）．

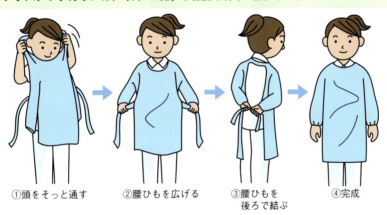

図5　プラスチックガウンの着用順序

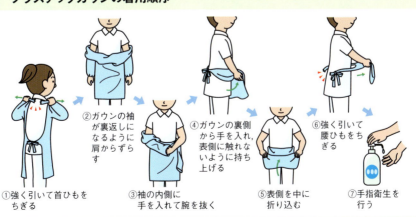

図6　プラスチックガウンの脱衣順序

Step 2
6 食事・水分の摂取（食事介助）

実習で起こりやすい → 食事介助における危険を考えよう

注意1　窒息，誤嚥

- 一口の量は適切か？食べ物の形態は患者の状態にあっているか？
- 患者は毎回きちんと口の中のものを飲み込めているか？
- 患者の体位は適切に保たれているか？
- 患者名を確認し，正しい食事が配膳されているか？
- 汁物やお茶は熱すぎないか？
- 患者の私物を確認できているか？

注意2　配膳にかかわる事柄

食事介助の目的

■ 食事介助では，患者が満足感を得られ，適切な栄養素を摂取できることを目的としている．

■ 患者自身が自力で食事ができない場合，患者の状態をアセスメントしながら，それぞれの状態にあわせた支援を行う．

起こりうる事故・ヒヤリ・ハット

注意1　窒息，誤嚥　p.138で解説▶

- 異物や食物によって気道が閉塞され，呼吸ができない状態に陥ると，窒息を引き起こす．
- 異物や食物が食道ではなく，気管内に入り込んでしまうのが誤嚥である．
- 患者があせって食物を自分の口にたくさん詰め込んだり，大きな塊を口に運んで飲み込もうとしたりするときに，窒息を引き起こす危険性がある．
- 誤嚥しやすい食材を口に運んだときに，誤嚥を引き起こす危険性がある．
- 飲み込まないうちに口に入れる，食事中に話をすることが要因となって，誤嚥を起こすこともある．

注意2　配膳にかかわる事柄　p.140で解説▶

- 食事療法を行っている患者に，通常食の患者の食事を誤って配膳し，治療に影響を与える．
- 食物アレルギーがあるにもかかわらず，間違った食事が配膳されたことによりアナフィラキシーショックを起こす．
- 糖尿病患者の食事の前に，血糖測定，経口の食前薬やインスリン注射を怠る．
- 検査などのため，食事待ちの患者に対し，食事を配膳してしまう．
- お茶や汁物をこぼしたり，冷まさずにあわてて飲んだりすることにより熱傷を負ってしまう．
- 患者の私物の箸やスプーンを下膳してしまい，紛失してしまう．

実習を乗り切るために必要な知識

解説 注意1 窒息，誤嚥

事故が起こってしまう状況・背景

- 患者の嚥下反射，咽頭反射，咳嗽反射の機能についてアセスメントを実施していない．
- 患者の嚥下にかかわる機能や，嚥下障害の程度をふまえた食物の形態や食事の介助方法が検討されていない．
- 食事時の患者の体位が不適切である．
- 口に運ぶ一回量が適切に調節されていない．

実習で気をつけるポイント

ポイント1 患者の嚥下状態を正確にアセスメントする

- 患者の状態にあった食事を提供できるよう，患者の摂食・嚥下障害の程度を適切にアセスメントする．
- 患者の食欲や空腹感の有無，口腔内の粘り気や潰瘍の有無，疼痛の有無の状態をアセスメントすることが大切である．
- 患者にとって食事(流動食，刻み食など)の形態があっているか，摂取量はどれくらいかを観察し，摂取する際の嚥下に問題はないか，誤嚥の可能性はないかについても観察する．
- 不食時などは，嘔気，倦怠感，食欲不振，発熱，腹部膨満の有無，便秘の有無，便の性状について確認する．

ポイント2 患者が食事摂取する際には，むせないかを確認する

- 患者の嚥下機能は，改訂水飲みテスト[*1]やフードテスト[*2]で確認するとよい．

[*1] 改訂水飲みテスト
　口への取り込み，送り込みができるかどうかをみるテスト．誤嚥の有無をみる．3mLの水を飲んでもらい，可能なら，空嚥下の追加を指示し，30秒間観察する．

[*2] フードテスト
　口への取り込み，送り込みができるかどうかをみる．ティースプーン1杯(3〜4g)のプリンなどを摂取してもらう．可能なら空嚥下の追加を指示し，30秒間観察する．

ポイント3　食事内容が患者の状態にあっているかを確認する

◆ 主食の硬さ（全粥，7分粥など）や副食の内容などは患者にとって咀嚼しやすいか，嚥下しやすいか，また嗜好にあっているかなどを確認する．

ポイント4　嚥下障害がある患者の食事介助

◆ 食事介助の際には，患者の安静度，麻痺などの有無を確認し，患者がどのような姿勢で食事をする必要があるのか，どこまで支援する必要があるのかをアセスメントする．

◆ 口腔，咽頭，食道に何らかの原因により食物が円滑に運ばれない状態の患者では，正しく食事摂取ができないと，食物が気道に入ってしまい誤嚥性肺炎を起こしてしまうことがある．

◆ 食物の種類によっては，気道が詰まってしまい，窒息を起こして重篤な状態に陥る危険もある．

ポイント5　麻痺などがある患者の食事介助

◆ 半身麻痺がある場合や上肢の可動域に制限がある患者には，どの程度障害があるのかを確認し，支援することが大切である．

◆ 患者自身ができることまで介助者が行ってしまうと，患者の回復の妨げになるため，注意が必要である．

---

check　注意が必要な食材

以下の食材は，高齢者など嚥下機能が低下している患者では嚥下しにくく誤嚥の恐れがあるため，注意が必要である．

◆ 誤嚥しやすい食材
- 水分などの液体
- ゆで卵，焼き芋，そぼろ類，おからなど，口の中でボロボロしてはさつくもの
- こんにゃく，かまぼこ，海藻類など，噛むことが困難なもの
- 餅など，口の中にくっつきやすいもの
- ごぼう，大根など，硬いもの

解説 ▶ 注意2　配膳にかかわる事柄

◆ 事故が起こってしまう状況・背景

1. 情報収集不足
- ◆ 患者の食物アレルギーや食箋にかかわる情報を適切に収集していない，などがある．

2. 確認の不足と怠り
- ◆ 患者の食物アレルギーの情報と，栄養課がまとめた患者の日々の食事の食材リストの確認を怠る．
- ◆ 患者名が記載された食札の確認を怠り，違う患者の食事を配膳する．
- ◆ 食前薬の内服や血糖測定，インスリン注射など，食事前に必要な事柄をやり忘れたり，患者が自ら実施している場合にはそれを確認し忘れたりする．
- ◆ 患者のその日の検査スケジュールの確認を怠ったり，失念したりしている．

3. 熱傷
- ◆ 汁物やお茶の温度を確認していない．
- ◆ 汁物のお椀やお茶の入った湯のみを不安定な場所に置いたり，ほかの食物を取ろうとしたときに触れて倒してしまったりするような場所に置く．
- ◆ あわてて運び，移動時につまずき，食事のトレイをひっくり返す．

4. 患者の私物の紛失
- ◆ 患者の私物を把握していない．
- ◆ 下膳するときに，患者の私物がトレイに残っていないかどうかの確認を怠る．

◆ 実習で気をつけるポイント

ポイント1　患者の食事情報について確認する

- ◆ 患者の治療食について把握し，食箋と患者に準備された食事の内容があっているかどうかをリストなどと照らし合わせて確認する．
- ◆ 食物アレルギーの有無について確認する．食物アレルギーがある場合，食物アレルギーの食材が，患者の食事に使用されていないかどうかをリストなどと照らし合わせて確認する．

ポイント2　患者確認を適切に行う

- ◆ 施設によって配膳の方法はさまざまだが，基本的に食事にはネームプレートがつけられており，どの患者の食事かということが一目でわかるようになっている．患者に配膳する際には，必ずフルネームで確認し配膳する．

◆ 配膳の際には，メニューがすべてそろっているかどうかも確認するとよい．調理場のミスでメニューが足りていないことなどが起こることもある．看護学生として，患者の食事が円滑に，適切に行えるよう配慮する．
◆ 食事の配膳を間違えてしまうと，治療効果に影響を与えてしまうこともあるので，十分な注意が必要である．たとえば，糖尿病治療の高齢の患者に，若い男性患者の術後の治療食を誤って配膳してしまうと，必要以上の糖分を摂取してしまい，糖尿病治療に影響を与えることになる．血糖コントロールを行っている患者にとっては，命にかかわることであり，「たかが食事」と軽視することはできない．
◆ ほかの患者の食事と間違わないように，患者名が記載された食札を患者本人と確認を行う．患者本人と確認が行えない場合には，ほかの看護師，患者の家族，介護者などと一緒に確認する．

ポイント3 食事前に行わなければならない処置，検査や内服薬がないか，確認する

◆ 食事をとってはいけない処置や検査（血糖値測定，胃内視鏡検査など）のある患者や食事前に内服しなければならない患者には注意して配膳する．
◆ 食事を摂取したことで処置や検査が延期になったり，患者に有害事象を引き起こしたりしてしまうことがある．

ポイント4 熱傷を防止する

◆ 汁物やお茶の温度は，万が一，誤ってこぼしても熱傷しない温度まで冷まして配膳する．
◆ 汁物やお茶の温度は確認してから，患者の口に運ぶ．
◆ 不安定な場所に汁物のお椀やお茶の湯のみを置かない．
◆ ほかの食器とのあいだにはスペースをとり，ほかの食器が触れることによって，倒れることがないようにする．
◆ 認知症などがあり，欲求がコントロールできない患者の場合には，汁物のお椀や湯のみなどは患者の手が届きにくい場所に置いて，食事介助する．

ポイント5 下膳する前にトレイを確認する

◆ 患者の私物の箸，スプーンや湯のみなどを紛失してしまうことがあるので，患者の私物がトレイにのっていないか，しっかり確認して下膳する．
◆ どれくらい主食，副食が摂取できたのかを確認する．
◆ 認知症などにより患者自身でトレイに自分の箸やスプーンなどがのっていないかどうかを確認できないようなときは，とくに注意して下膳する必要がある．

check 食事介助のポイント

1 高齢者への食事介助

片麻痺がある患者の場合には，麻痺のない側から食事介助を行う．

高齢者は唾液の分泌量が減少している．このため，食事開始前に水分（味噌汁やお茶など）を少しとることで口腔内を湿らせてから，咀嚼に入るようにする．

スプーンは下唇にのせ，2/3程度を口に入れたら，上唇を下ろしてもらい口が閉じたらスプーンを手前にまっすぐ抜く．スプーンで上顎をなすりつけると，顎が上がり，誤嚥を起こしやすくなるので，注意する．

坐位が保持できる患者は，90°坐位・頸部前屈の姿勢とする．坐位が保持できない患者は30°リクライニング（仰臥位で頭部前屈）の姿勢とする．30°リクライニングは，気管が食道の上になり，気管に入りにくく，食物を咽頭へ送り込むのに重力を利用できる．ただし，ただの30°仰臥位は頸部が前屈せず，伸展位になるので，後頭部に小枕を挿入するなどして頭部前屈を保持する．

2 麻痺のある患者への食事介助

脳卒中の後遺症として，片麻痺を伴う症状に「左空間失認」と「同名半盲」がある．

◆**左空間失認**

左片麻痺の特有の症状として，空間失認がある．これは見えていても左半分を認知できない症状であり，自覚症状はない．したがって，左半分に置かれた食物に気づかず，手をつけないことがある．

左空間失認がある患者には，右半分が食べ終わったら，左側に置かれている食器を右側に移動させたり，小皿にわけて右半分にすべて置くなどの配慮が必要となる．

食事介助も空間認識ができる麻痺のない右側から行う．

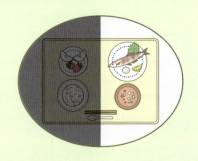

◆**同名半盲**

同名半盲では，麻痺側の視野が狭くなる．このため，患者には見えていない箇所があることを意識して，食事の位置や食事の内容を説明する．見えている部分の食事を食べ終えたら，見えていない部分の食事を見える箇所に移動させたり，見える部分に配置したりするなど配慮する．患者が見えていない箇所に汁物のお椀や湯のみ，またこぼしやすいものを置かないようにする．

食事介助においても，麻痺側から介助をすると口の前に運ばれてくるスプーンが認識しにくくなる．このため，麻痺のない側から食事介助を行う．

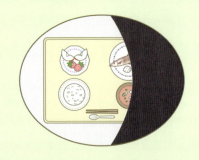

column 多職種で行うチーム医療 ②

◆ NST（Nutrition Support Team, 栄養サポートチーム）

栄養サポートチーム加算は，栄養障害の状態にある患者や栄養管理をしなければ栄養障害の状態になることが見込まれる患者の生活の質の向上，原疾患の治癒促進および感染症などの合併症予防などを目的として，2010（平成22）年の診療報酬改定で創設された．医師，看護師，薬剤師，管理栄養士などが共同して，チームで必要な診療を行った場合に算定できる加算である．

栄養サポートチームは，カンファレンスや回診の結果をふまえ，患者の診療を担当する医師や看護師などが共同して栄養治療実施計画を作成する．それに基づいて適切な治療を実施することによって，栄養状態を改善し，必要に応じて経口摂取への円滑な移行を促進する．

また，院内の褥瘡対策チーム，感染対策チーム，緩和ケアチーム，摂食・嚥下対策チームなどとの合同カンファレンスを必要に応じて開催し，患者に対する治療およびケアの連携にも努める．栄養サポートチームの介入は，誤嚥，感染や褥瘡の新規発症・悪化の防止などにつながっている．

◆ RST（Respiratory Support Team, 呼吸ケアチーム）

2010（平成22）年の診療報酬改定において，呼吸ケアチーム加算が創設された．この加算を取得するためには，以下の4名から構成される人工呼吸器離脱のための呼吸ケアチームを設置することが必要となる．この加算では，人工呼吸器の装着期間が1か月以内で，48時間以上継続して装着している患者が対象となる．

〔RSTの構成員〕
① 人工呼吸器管理などについて十分な経験のある専任の医師
② 人工呼吸器管理や呼吸ケアの経験を有する専任の看護師
③ 人工呼吸器などの保守点検の経験を3年以上有する専任の臨床工学技士
④ 呼吸器リハビリテーションなどの経験を5年以上有する専任の理学療法士

専任の看護師になるためには，①5年以上呼吸ケアを必要とする患者の看護に従事していること，②呼吸ケアに必要な専門的な知識・技術を有する看護師の養成を目的とした6か月以上の研修を受講することが必要となる．

研修では，「呼吸ケアに必要な看護理論および医療制度などの概要」「呼吸機能障害の病態生理およびその治療」「呼吸ケアに関するアセスメント（呼吸機能，循環機能，脳・神経機能，栄養・代謝機能，免疫機能，感覚・運動機能，痛み，検査など）」「患者および家族の心理・社会的アセスメントとケア」「呼吸ケアに関する看護技術（気道管理，酸素療法，人工呼吸管理，呼吸リハビリテーションなど）」などに加えて，「安全管理（医療機器の知識と安全対策，感染防止と対策等）」についても学ぶ．

呼吸ケアチームの活動により，患者安全が推進され，人工呼吸器関連肺炎（ventilator associated pneumonia：VAP）の減少，人工呼吸器装着期間の短縮，再挿管率の減少などが期待されている．

Step 2-7 個人情報の取り扱い

実習で起こりやすい　個人情報の漏洩を考えよう

個人情報保護の目的

■ 2003（平成15）年に示された日本看護協会による「看護者の倫理綱領」には，人権を尊重するために，「看護者は，守秘義務を遵守し，個人情報の保護に努めるとともに，これを他者と共有する場合は適切な判断のもとに行う」と規定されている．

■ 「個人情報の保護に関する法律（以下，個人情報保護法）」は，個人情報の有用性に配慮しつつ個人の権利利益を保護することを目的に2005（平成17）年に施行され，2017（平成29）年に改正された（改正個人情報保護法）．改正後は，規模の大小を問わず，個人情報を取り扱うすべての事業者が規制の対象となる．

起こりうる事故・ヒヤリハット

注意1　個人情報の漏洩　その1：データ・記録物などから　（p.145で解説▶）

◆ 医療情報の持ち出し，パソコンや書類の盗難，破棄方法の不備により，個人情報が漏洩する．

注意2　個人情報の漏洩　その2：会話から　（p.146で解説▶）

◆ 看護学生同士の会話などから患者の個人情報が漏洩する．

注意3　個人情報の漏洩　その3：SNSから　（p.146で解説▶）

◆ インターネットなどの電子通信の媒体を通じて，受け持ちの患者やその家族，医療スタッフなどの個人情報が漏洩する．

実習を乗り切るために必要な知識

解説 ▶ **個人情報の漏洩 その1：データ・記録物などから**

◆ 事故が起こってしまう状況・背景

- 本来，患者の個人情報を病院外に持ち出すことは禁止されている．しかし，翌日の実習に備えて情報を整理するため，実習では自宅に記録物を持ち帰ることが許可されていることが多い．
- 学生自身が記録したノートなどを紛失したり，どこかに置き忘れたりすることが起こることもある．そのことによって，受け持ちの患者の病名や健康状態など，すべてが漏洩することもありうる．
- 個人情報の漏洩は，患者を含め実習施設にも多大な迷惑をかけ，社会的信頼を損なうことになる．看護学生として，慎重に行動しなければならない．

◆ 実習で気をつけるポイント

ポイント1　記録物の管理を徹底する

- 実習記録を担当教員や臨地実習指導者へ渡す際には，手渡しするか，または鍵のかかる所定のボックスを用いて提出する．
- 不要になった実習記録ならびに電子媒体はシュレッダーにかけるなど完全に破棄する．

ポイント2　電子媒体の管理を徹底する

- パソコンなどのハードディスクは，ハードディスクごと盗難に遭う可能性があるため，実習記録は，原則，ハードディスクに保管しないようにする．保管する場合には，個人情報を削除したうえで，パスワードによってロックのかかるUSBメモリを使用するとともに，ファイルにパスワードをかけて保存する方法もある．
- 実習終了後，不要となった情報は電子媒体から完全に削除する．

ポイント3　記録物の紛失防止

- 実習中は多くのことを記録し，提出することになる．記録物をいつ，誰に，何を提出したのかを必ず確認する．
- 記録物はクリップやバインダーなどにまとめ，欠落して紛失するようなことがないように注意する．

ポイント4　実習記録への記載内容を限定する

◆ 個人が特定されるような氏名，住所，連絡先，病院名などの情報は，実習記録に記載しないようにする．

解説 ▶ 注意2　個人情報の漏洩　その2：会話から

◆ 事故が起こってしまう状況・背景

◆ 看護学生にとって，実習は大切な学びの場でもあるが，患者と向き合って看護実践を行ううえでストレスが生じたり，担当教員や臨地実習指導者からの指導内容に疑問を感じたりと葛藤することもある．そのため，休憩などで病棟から離れると，安心感やホッとしたときの気のゆるみから，つい学生同士で自分の受け持ち患者についての悩みや，指導に対する不満を話したくなってしまう場合もある．

◆ 実習で気をつけるポイント

ポイント1　看護学生同士で注意しあう

◆ 学生同士で会話する際には，患者の個人情報を守るという看護学生の責任を果たすためにも，お互いに注意しあうよう心がける．

ポイント2　実習グループ間で特定の場所を確保する

◆ 実習中は，個人情報の漏洩が起きないことが保障された特定の場所以外では，患者の話題を看護学生同士でしないよう，グループのリーダー，サブリーダーが主体になって取り決めるとよい．

◆ 個人情報を取り扱うことが必要となる相談や話し合いは，学校や実習施設の決められた場所で行う．

解説 ▶ 注意3　個人情報の漏洩　その3：SNSから

◆ 事故が起こってしまう状況・背景

◆ 実習における受け持ち患者との会話の内容や臨地実習指導者や臨地実習先のスタッフを特定する内容，さらに実習を行っている同じグループの学生に関する情報などをソーシャル・ネットワーキング・サービス（social networking service：SNS）に安易に書き込むと，その情報が多くの人に公開されてしまう．

◆ **実習で気をつけるポイント**

ポイント1　ブログやツイッターなどには実習の内容を一切掲載しない

◆ 一度公開してしまった情報は完全に消すことは不可能である．また，誰がその情報を悪用するかわからない．
◆ 「このぐらいの内容は書いても大丈夫だろう」と過信してしまうと，個人情報を漏洩することになる．個人情報が明らかに特定される氏名を書いていなくても，内容から個人が同定されてしまうこともある．
◆ 上記のことから，実習内容に関する情報は一切掲載しないようにする．

ポイント2　LINEやFacebookなどを通じて，実習に関する相談をしない

◆ セキュリティによっては不特定多数の関係者以外の人が相談内容を閲覧する危険性がある．
◆ 実習の相談をしているやりとりのなかで，無意識に患者の個人情報を漏洩してしまう場合もある．
◆ 上記のことから，LINEやFacebookなどを通じて，実習に関する相談をしないようにする．

---

column　個人情報とは何か？　もう一度確認しよう！

　個人情報とは氏名・性別・生年月日など個人を識別する情報だけでなく，人の身体・財産・職種・肩書きなどの属性に関しての事実，評価を含むすべての情報であり，公にされている映像・音声を含むものとされている．

　看護学生が看護過程を展開する際に収集する患者の情報，日々の記録，カンファレンス資料やメモなども個人情報に該当する．また，患者はもちろんのこと，その家族や実習先施設，そこで働いている医師・看護師などの情報および看護教員の情報も，個人情報である．

　個人情報保護法では，原則，本人の同意なく第三者に個人情報を提供することを禁止している．厚生労働省から示されている「医療・介護関係事業者における個人情報の適切な取扱いのためのガイダンス」，また，そのQ&A（事例集）などに沿って遵守することが求められる．

実習で起こりやすい　カルテ(診療録および診療諸記録)の取り扱いにおける危険を考えよう

カルテ(診療録および診療諸記録)の目的

■ カルテ(診療録および診療諸記録)は以下のことを目的としている．
- 提供した診療や看護の実践を明示する．
- 患者に提供した治療やケアの根拠に関する情報を示す．
- 医療者間および患者・医療者間の情報交換の手段となる．
- 施設がその設立要件や診療報酬上の要件を満たしていることを証明する．
- 診療やケアの評価，診療やケアの向上開発の貴重な資料となる．
- 医療事故や医療訴訟の際の法的資料となる．

起こりうる事故・ヒヤリハット

注意1　パソコン，電子カルテシステムの取り扱い間違い　p.149で解説▶

◆ 電子カルテを閲覧する際，パソコンや電子カルテシステムの操作を間違えることによって，システムがダウンしたり，不具合が生じたりすることがある．

注意2　電子カルテからの情報漏洩の恐れ　p.149で解説▶

◆ 電子カルテから転記したメモや出力した印刷物などを紛失したり，電子カルテの画面を閉じずに放置したりすることにより，患者の個人情報が漏洩する．

注意3　担当患者以外の個人情報を閲覧　p.150で解説▶

◆ 看護学生が自分の担当患者以外のカルテを閲覧した場合，患者からの同意を得ておらず，また利用目的の範囲を超えているため，個人情報保護法違反となる．

注意4　実習記録の不十分な管理　p.151で解説▶

◆ 実習記録を置き忘れたり，病院内に落としたりすることにより，患者の個人情報が漏洩する．

実習を乗り切るために必要な知識

解説 ▶ 注意1　パソコン，電子カルテシステムの取り扱い間違い

◆ 事故が起こってしまう状況・背景

- 実習先のパソコンや電子カルテシステムの操作に不慣れであったり，操作のルールについて理解していなかったりすることにより，パソコンや電子カルテシステムに不具合を引き起こしてしまうことがある．

◆ 実習で気をつけるポイント

ポイント1　電子カルテの閲覧方法を確認する

- 受け持ち患者の情報を得る際には，付与されたパスワードを入力しなければ，情報を照会できないようになっている．原則的に，看護学生は担当教員のアクセス権により電子カルテを閲覧し，受け持ち患者の情報を得る．
- 電子カルテは施設によってシステムが異なる．そのため，実習施設の電子カルテの閲覧方法に慣れることが必要である．
- 操作方法がわからないときは無理に操作せず，担当教員や臨地実習指導者に質問し，確認してから操作する．
- パソコンがダウンしたり，電子カルテに不具合が生じたりした場合に自分自身で対応しようとすると，いっそう障害が悪化することがある．このため，そのような状況に遭遇した場合には，すみやかに担当教員や臨地実習指導者に報告する．

ポイント2　電子カルテは参照モードで閲覧する

- 電子カルテの閲覧は，参照モードで行う．何らかの形で，電子カルテへの記録が可能な場合でも，絶対に記録を書き込まない．

解説 ▶ 注意2　電子カルテからの情報漏洩の恐れ

◆ 事故が起こってしまう状況・背景

- 電子カルテから転記した患者情報のメモ帳やノート，電子カルテから出力した印刷紙を置き忘れたり，病院内に落としたりすることにより，患者の個人情報が漏洩する．また，閲覧した電子カルテの画面を閉じずに放置した画面が患者や病院職員以外の人の目にふれ，患者の個人情報が漏洩する．

◆ 実習で気をつけるポイント

ポイント1　転記した情報は個人が特定できないようにする

- ◆ メモ帳，ノートや実習記録には，患者の氏名や生年月日などの個人が特定できるような情報は書き込まない．
- ◆ メモ帳は置き忘れないようにし，必ず自身の白衣のポケットに入れるようにして，手に持って歩かないようにする．
- ◆ メモは，実習施設で転記し，実習施設外に単独で持ち出さないようにする．
- ◆ メモは，実習施設にあるシュレッダーで破棄する．

ポイント2　電子カルテのデータは出力し印刷しない

- ◆ 電子カルテのデータは，出力し印刷することは原則的に禁止されている．
- ◆ 必要に応じて担当教員や臨床の指導者がデータを打ち出すこともあるが，打ち出した情報を閲覧したら，患者の個人情報が漏洩しないように，病棟内のシュレッダーですみやかに破棄する．

ポイント3　電子カルテの画面が見られないよう，閲覧後はすみやかに閉じる

- ◆ 電子カルテのパソコンが設置されている場所や移動式のパソコンの使用によっては，電子カルテの画面を開いたままにしておくと情報漏洩につながる危険性もある．
- ◆ 電子カルテの画面がいつ誰に見られても情報が漏洩することがないように，必要な情報を確認したら，すみやかに閉じるようにする．

解説 ▶ 注意3　担当患者以外の個人情報を閲覧

◆ 事故が起こってしまう状況・背景

- ◆ 自己の興味本位で，自分の担当以外の患者の電子カルテを閲覧してしまうことがある．

◆ 実習で気をつけるポイント

ポイント1　自分の受け持ち患者以外の患者のカルテは閲覧しない

- ◆ 原則として，自分の受け持ち患者以外の電子カルテは閲覧しない．

ポイント2　カルテの利用目的を理解する

◆ 実習先の病院では，看護学生が患者の個人情報を利用することができるよう患者から同意を得ている．患者から同意を得るにあたって，実習目的以外での個人情報の利用は禁じられている．自分の実習とは関係のない患者の情報を閲覧することは，絶対してはならない．

解説▶ 注意4　実習記録の不十分な管理

事故が起こってしまう状況・背景

◆ 実習記録を置き忘れたり，病院内に落としたりすることにより，患者の個人情報が漏洩する．

実習で気をつけるポイント

ポイント1　実習先や学校で定められた実習記録の保管方法のルールに則る

◆ 実習記録を記載する場所や保管する場所が，実習先や学校で定められている場合には，それを遵守する．
◆ 実習記録を記載する場所や保管する場所についてルールが明示されていないときは，実習記録を置き忘れたり落としたりして，紛失したりすることがないように最大の注意を払う．
◆ 実習記録を紛失する可能性があることも考慮し，個人が特定されるような情報はマスキングして実習記録に記載するようにする．たとえば，年齢を「50歳代」としたり，病棟名を「A病棟」とし，患者名は「A氏」などとして表記する．

---

column　個人情報保護において看護学生に求められること

　看護学生は看護師免許をもたない無資格者であるが，実習に臨むうえでは看護専門職と同等の倫理観をもつ必要がある．
　看護学生は，実習中に，患者に必要なケアを提供することを前提として，患者の個人情報を知ることができる．そのため，患者の個人情報を漏洩しないように細心の注意を払わなければならない．

Step 2-8 身体拘束

身体拘束とは

- 介護保険制度では，介護保険指定基準において，身体拘束禁止規定「サービスの提供にあたっては，当該入所者（利用者）又は他の入所者（利用者）等の生命又は身体を保護するため緊急やむを得ない場合を除き，身体的拘束その他入所者（利用者）の行動を制限する行為を行ってはならない」が盛り込まれている．
- 身体拘束禁止規定において禁止の対象とされている具体的行為を**表1**に示す[1]．
- 医療保険が適用となる現場では，**表1**に示すような身体拘束禁止規定はないが，認知症ケア加算，看護補助加算の診療報酬を算定するにあたっては，**表2**に示すような身体拘束を最小化する取り組みを行うことが要件となっている．

◆ 実習で気をつけるポイント

ポイント1 事故防止対策として身体拘束を安易に正当化しない

- 患者の安全の確保や生命を守るために，臨床現場では，身体拘束や行動制限が行われることがある．しかしながら，身体拘束による事故防止効果は必ずしも明らかではない．
- 反対に，ベッドや車椅子での拘束時の無理な起き上がりや立ち上がりによる転倒・転落，拘束によるせん妄の発症・悪化からのチューブやライン類の自己抜去が発生したという事例が報告されている．
- ミトン型の手袋が装着されていれば痒くても自分でかくことはできない，体幹抑制がされていれば同一体位で腰が痛くても横を向くことができない，四肢が抑制されていれば物を取るために起き上がりたくても起き上がれないといった状況をまねく．このような苦痛への対応として現れる患者の行為や行動を危険行動と単純にとらえないことが大切である．
- 拘束された患者は，今まで自分が自由にやれたことができなくなり，この苦痛から逃れるために暴れる，医療スタッフなどに身体・言葉の暴力を振るうといった行為が現れるようになる．そして，その行為が原因で拘束がさらに強化され，拘束が長引き，廃用症候群をまねくといった悪循環に陥る．拘束がさらなる拘束を生み出すことを認識する必要がある．

表1 身体拘束禁止規定において禁止の対象となる具体的行為

① 徘徊しないように，車いすやいす，ベッドに体幹や四肢をひも等で縛る
② 転落しないように，ベッドに体幹や四肢をひも等で縛る
③ 自分で降りられないように，ベッドを柵（サイドレール）で囲む
④ 点滴・経管栄養等のチューブを抜かないように，四肢をひも等で縛る
⑤ 点滴・経管栄養等のチューブを抜かないように，または皮膚をかきむしらないように，手指の機能を制限するミトン型の手袋等をつける
⑥ 車いすやいすからずり落ちたり，立ち上がったりしないように，Y字型拘束帯や腰ベルト，車いすテーブルをつける
⑦ 立ち上がる能力のある人の立ち上がりを妨げるようないすを使用する
⑧ 脱衣やおむつはずしを制限するために，介護衣（つなぎ服）を着せる
⑨ 他人への迷惑行為を防ぐために，ベッドなどに体幹や四肢をひも等で縛る
⑩ 行動を落ち着かせるために，向精神薬を過剰に服用させる
⑪ 自分の意思で開けることのできない居室等に隔離する

文献1）より引用

表2 身体拘束を最小化する取り組み

① 入院患者に対し，日頃より身体的拘束を必要としない状態となるよう環境を整えること．また，身体的拘束を実施するかどうかは，職員個々の判断ではなく，当該患者に関わる医師，看護師等，当該患者に関わる複数の職員で検討すること
② やむを得ず身体的拘束を実施する場合であっても，当該患者の生命及び身体の保護に重点を置いた行動の制限であり，代替の方法が見出されるまでの間のやむを得ない対応として行われるものであることから，できる限り早期に解除するよう努めること
③ 身体的拘束を実施するに当たっては，以下の対応を行うこと
　・実施の必要性等のアセスメント
　・患者家族への説明と同意
　・身体的拘束の具体的行為や実施時間等の記録
　・二次的な身体障害の予防
　・身体的拘束の解除に向けた検討
④ 身体的拘束を実施することを避けるために，②，③の対応をとらず家族等に対し付添いを強要するようなことがあってはならないこと

◆ 転倒・転落の防止に向け，「身体拘束」以外の防止策を検討することが重要である．そのためには，転倒・転落を引き起こす要因（起立性低血圧，貧血，歩行時のふらつき，低栄養，せん妄，降圧薬・利尿薬・睡眠薬などの薬剤の影響など）のアセスメントを行い，未然に防止できる介入と対応を検討し，実践する．

◆ 転倒・転落と同様，せん妄においても，せん妄発症につながる要因（**図1**，**表3**）[2)3)]に対し，介入できるものは介入し，未然に防止する．

◆ 認知症の患者に対しては，コミュニケーション方法を工夫して信頼関係を構築し，強制的かつ一方的にケアを行うのではなく，本人の意向を必ず確認し，一人の人間として尊重したケアを行う．「見る」「話す」「触れる」「立つ」を4つの柱としたユマニチュードの実践[4)]，環境調整（**表4**）は，認知症の行動・心理症状（暴言や暴力，興奮，昼夜逆転，幻覚，妄想，徘徊，弄便，失禁など；behavioral and psychological symptoms of dementia：BPSD）を改善するのに効果的である．

◆ BPSDに対し，拘束・隔離を行うと，さらに悪化する．BPSDへの具体的な対応を**表5**に示す．

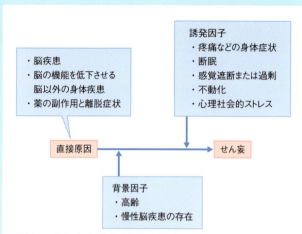

図1　せん妄の発症原因・要因
文献2）より転載

表3　高齢者におけるせん妄の原因

中枢神経疾患	脳血管障害，慢性硬膜下血腫，髄膜炎，脳膿瘍，脳腫瘍，頭部外傷
代謝性疾患	脱水，電解質異常，低血糖，腎不全（尿毒症），肝不全，甲状腺機能亢進症，クッシング症候群
循環器疾患	うっ血性心不全，急性心筋梗塞，不整脈，ショック
呼吸器疾患	呼吸不全（低酸素血症，高炭酸ガス血症）
感染症	尿路，呼吸器
その他の全身疾患	貧血，悪性腫瘍，感覚遮断（視覚，聴覚），全身麻酔，外科手術，断眠，疼痛，尿閉，便秘
環境変化（入院とくに集中治療，入所，旅行，転居）	精神的ストレス
薬品	抗コリン薬，抗不安薬，睡眠薬，抗うつ薬，抗痙攣薬，抗パーキンソン病薬，ジギタリス，利尿薬，H_2ブロッカー，テオフィリン，消炎鎮痛薬，抗ヒスタミン薬，アルコール，市販の感冒薬

文献3）より引用

表4　認知症の行動・心理症状改善へのアプローチ

- 機能的に身体を動かすことのできる動線を確保する
- トイレ，洗面所，物の場所などの位置情報をわかりやすくする
- 五感を心地よく刺激するような配慮を行う
- 点滴ラインや膀胱留置カテーテルなどの早期抜去に努める
- 早期の安静解除に努める
- 音の刺激を避ける
- 時間の感覚がわかるような配慮を行う
- 昼夜の区別をつける
- 馴染みのあるものを身の回りに置く
- 安心できる家族・友人と一緒に過ごすことのできる時間を確保する　など

表5　BPSD（行動・心理症状）の具体的な対応

行動・心理症状	具体的な対応
ケアを拒否される	●ケアを行うときは，必ず，何を行うかを説明し（例：「今日は暑いですね．さっぱりするために，お身体を拭かせていただいてもよろしいでしょうか？」），同意を得る．同意を得られない場合には，無理矢理，清潔援助を行わずに改めて出直し，同意を得られたときに，行うようにする ●強制的にケアを行うと，「嫌な記憶」として固定され，ケアの拒否がさらに強くなる可能性がある
叫ぶ，暴れる	●「叫ぶ」「暴れる」ことは，自分の気持ちを「言葉」としてうまく表すことができない，重要なメッセージである．「痛み」「脱水」「便秘」「瘙痒感」「暑さ・寒さ」「苦しい」などの身体的苦痛，不安やストレスなどの心理・精神的苦痛の現れであることが考えられる．要因となっている身体的苦痛，心理・精神的苦痛をアセスメントし，対処するようにする ●妄想から「物をとったでしょう」と責められてしまった場合には，患者の気持ちをまずはよく聞き，「とても大切なものがなくなって，つらい状況におられるんですね」など，声をかけながら共感し，患者が少し落ち着いてきたところで，「ほかの者を呼んできますね」と説明してから離れ，臨地実習指導者や教員に対応を依頼し，指示を仰ぐようにする．なお，暴言・暴力の場面に遭遇した場合には，1人で対応するのではなく，臨地実習指導者やスタッフをすぐに呼ぶようにする
弄便	●排泄物である便を触ったり，便を壁や床などにこすりつけたりする行為を「弄便」とよぶ ●弄便により，寝衣などが汚れてしまったときは，その行為を責めたり，叱ったりしない．このような行為はBPSDを悪化させる ●弄便の場面を発見したら，「大変でしたね．手を拭かせていただいてもよろしいですか？」「寝間着を交換してもいいですか？」と，不快な状況を受け止め，本人の同意を得てから対応する．同意が得られない場合には，「お湯の中でマッサージしませんか？」「暑いので，お風呂にでも入りましょうか？」など，患者が心地よくなれるようなケアを提案してみる ●弄便の原因として，「自分で排泄後の後始末をしようとした」「おむつの中にある便を取り除きたい」「便秘の場合に，便を自分で掻き出したい」「殿部の痛みや瘙痒感を取り除きたい」「便を何か違うものと認識している」などがある ●弄便の対応としては，①排便のリズムを把握し，おむつではなくトイレで排便できるように誘導する，②会話や音楽など，適切な外部刺激を提供し，おむつや便に意識を集中させないようにする，③タオルやウェットティッシュをわかりやすい場所に配置し，本人が自分で手を拭けるような状態にしておく，④殿部の瘙痒感や発赤・ただれなどによる痛みがあれば，対処する，ことなどがある

ポイント2　身体拘束が本当に必要かどうかを確認する

◆ 介護保険指定基準の身体拘束禁止規定では，「緊急やむを得ない場合」において，身体拘束が認められている．しかし，これは，「切迫性」「非代替性」「一時性」の3つの要件を満たし，かつ，それらの要件の確認などの手続きがきわめて慎重に実施されている場合に限られる．

◆「切迫性」とは，利用者本人またはほかの利用者などの生命または身体が危険にさらされる可能性が著しく高いことを指す．「非代替性」とは，身体拘束その他

の行動制限を行う以外に代替する介護方法がないことを指す.「一時性」とは,身体拘束その他の行動制限が一時的なものであることを指す.
◆ 医療施設の環境であっても,身体拘束の必要性について,「切迫性」「非代替性」「一時性」の観点から,アセスメントを行い,確認する.
◆「切迫性」「非代替性」「一時性」の3つの要件を満たし,身体拘束にいたった場合であっても,身体拘束をもたらした要因の改善を図りながら,観察を行い,適宜,早期の身体拘束解除に努める.

ポイント3 身体拘束による身体的弊害,精神的弊害,社会的弊害を防止する

◆ 以下に示す,身体拘束がもたらす弊害を認識する必要がある.

①身体的弊害
- 関節可動範囲が抑制され,関節拘縮が生じる.
- 圧迫部位では,うっ血,褥瘡が発生する.
- 体動制限により,筋力低下をまねき,寝たきりになる.また心肺機能などが低下する.場合によっては死期を早める.
- 抑制具による窒息死をまねく.

②精神的弊害
- 人間としての尊厳を奪う.
- うつやパニックなどの精神症状をきたす.
- BPSDが悪化する.
- 患者の家族・親戚・友人などにも大きな精神的苦痛を与え,罪悪感を抱かせる.
- 看護・介護するスタッフも,患者の自由を奪い,人権を脅かすことで,大きな精神的苦痛を感じるだけでなく,自らが行うケアに対して誇りをもてなくなり,士気が低下し,燃え尽き症候群にいたる場合もある.

③社会的弊害
- 身体拘束を行う医療・介護施設への社会的な不信や偏見をまねく恐れがある.
- 身体拘束によって,合併症や医療事故が生じた場合,追加的な医療的処置・介護が発生し,医療・介護費用が増加する.

◆ 認知機能,身体機能,免疫機能が低下している患者に対して身体拘束を行えば,これらの機能が低下し,全身状態の悪化をまねく.身体拘束中に起こりやすい合併症を予防するとともに,早期発見・早期対処に努める(**表6**).
◆ 身体拘束による恐怖,苦痛,ストレスなどによって生じる,認知機能の低下・悪化,抑うつ症状の出現・悪化,自尊心の低下が起こらないように,感覚遮断を防止し,精神的ケアを行う.
◆ 看護師や家族が見守っているときは,拘束を解除し,患者の状態〈注意力や思考力の低下,見当識障害,覚醒(意識)レベルの変動,酩酊状態の有無,幻視・幻覚,妄想,激しい興奮,危険行動など〉を観察し,拘束を解除できる状態に

表6 身体拘束中に起こりやすい身体的合併症

心血管系	深部静脈血栓症，起立性低血圧，浮腫，心機能低下
呼吸器系	肺塞栓症，換気障害，誤嚥性肺炎
消化器系	イレウス，便秘，低栄養，食欲低下，逆流性食道炎
筋・骨格系	関節の拘縮，筋萎縮，骨萎縮，骨粗鬆症
泌尿器系	尿路結石，尿路感染症，排尿障害，膀胱炎
皮膚	褥瘡，皮膚損傷
神経	末梢神経障害
精神	うつ，せん妄，見当識障害，睡眠覚醒リズム障害

あるかどうかをアセスメントし，その情報をチームで共有できるようにする．なお，施設でせん妄を評価するためのツール（CAM-ICU, ICDSC, 日本語版ニーチャム混乱・錯乱スケールなど）が用いられている場合には，その項目・方法に沿って観察し，評価する．

引用文献
1) 厚生労働省「身体拘束ゼロ作戦推進会議」：身体拘束ゼロへの手引き，2001．
2) 岸泰宏：病棟・ICUで出会うせん妄の診かた（八田耕太郎編）．p2，図1，中外医学社，2012．
3) 社団法人日本老年医学会編：老年医学テキスト，改訂第3版．p78〜80，メジカルビュー社，2008．
4) 本田美和子，Y. ジネスト，R. マレスコッティほか：ユマニチュード入門．医学書院，2014．

---

column　ラインやチューブの自己抜去の防止

　ラインやチューブ類を触ったり，そわそわ落ち着きのない行動がみられた場合には，ミトン型の手袋や拘束帯を使用しなくてもすむ方法で取り組む．
①輸液ラインを袖先からではなく首元から通して出すようにする．
②点滴ボトルを患者の視界に入る位置に吊るさないようにする．
③ラインを固定しているテープは，刺激が最も低いものを選択し，テープ装着による瘙痒感やかぶれ，固定部位の痛みがないかどうかを，常に観察し，防止に努める．また，そのような症状が認められた場合には，早期に対処する．
④輸液ラインの延長チューブを長くし，動いたときに引っ張られる違和感をなくす．
⑤ライン以外に注意が向くように，触ったり，握ったりすることで安心感が得られるものを配置する．

Step 2 - 9 患者からのセクシャルハラスメント・暴力

患者からのセクシャルハラスメントとは

- 看護学生が実習中に患者からセクシャルハラスメント（以下，セクハラ）を受けることは少なくない．セクハラとは「性的嫌がらせ」を意味する．
- セクハラの対象となる性的な言動とは，性的な事実関係を尋ねること，性的な冗談やからかい，食事やデートへの執拗な誘い，個人的な性的体験談を話すこと，性的な関係を強要するような発言をすることなどがある．性的な行動としては，血圧測定の際に胸を触ろうとしてくる，必要なく身体に接触してくるなどがある．
- 患者の認知機能低下などの疾患からくる言動もあるが，故意に行われる場合もあるため，十分注意しなければならない．
- セクハラを受けた際に，看護学生として「患者を受け持たせてもらっている」といった理由などから，自己判断で担当教員に報告しなかったり，報告を遅延させたりしないようにする．

◆実習で気をつけるポイント

ポイント1　言動でのセクハラは具体的な内容をメモに残す

- 患者と1対1で話をしている際に，性的な言動があり，嫌な思いをしたり，傷ついたりしたら，必ず担当教員や臨地実習指導者に相談する．
- 拒否的な言動は避け，いったん部屋の外に出るとよい．患者との信頼関係を壊したくないという思いもあるかもしれないが，看護職を目指す者として，勇気をもって行動する．

ポイント2　セクハラの行動がみられる場合は，必ず相談する

- バイタル測定や清潔ケアなどの際に，患者がわざと手を胸や身体にあてて，触ってくるような性的な行動がみられる場合には，すみやかに担当教員や臨地実習指導者に相談する．

患者からの暴力・暴言とは

- 入院している患者は，身体的・精神的にもさまざまな状態である．疾患の治療の副作用や精神状態などによって，患者が医療スタッフに向けて暴力的な言動をとることがある．
- アルコール使用障害の患者の身体的疾患（肝性脳症，がんのターミナル期，頭部外傷後遺症）による不穏・せん妄での暴力も多いと報告されている．
- 興奮状態になると患者は暴力的になり，家族や医療スタッフに危害を及ぼすこともある．受け持ちの看護師と相談しながら注意してケアを行う．
- 抗がん剤の副作用や術後の疼痛など苦痛を伴っているときや，治療方法に納得できない，診断がつかないことへの不満を暴力的な言葉で医療スタッフにぶつけることがある．患者の気持ちに配慮しながら，それぞれの患者の身体的状況や精神状態をふまえた対応を行う．
- 看護学生に対しても，不満をぶつけて，きつい言葉を発したり，実習の途中で看護学生の受け持ち患者になることを拒否したりするような場合もある．このような場面に遭遇した場合には，一人で抱え込んで悩まずに，教員，臨地実習指導者，担当看護師に相談する．

◆ 実習で気をつけるポイント

ポイント1 その場では刺激しないで，患者が安心できる声かけを行う

- ◆ 興奮している患者や幻覚・妄想がある患者に対して，制止したり，否定したりするような言動は患者の興奮を助長し，患者からの暴力を受ける危険性もある．
- ◆ 看護学生として患者を大切に思っていることが伝わるよう，ていねいな言葉で話しかける．いったん患者の要求を受け入れることも大切である．

ポイント2 患者の真正面に立たないで寄り添う

- ◆ 患者の真正面に立たないで，斜め，もしくは横に立つ．また，座ることを提案し，患者の斜めや横に座った状態で話すことが望ましい．真正面に向かって立つことは，自分の意見を主張したり，議論したりするときはよいが，過度になりすぎると怒りを誘発しやすくなる．斜めに座ることで，興奮を鎮め，緊迫感を緩め，横に座ることで，敵ではないという意思表示にもつながる．

ポイント3 受け持ちの看護師やほかの看護師の協力を得る

- ◆ 患者対応で困ったら，すぐに臨地実習指導者や受け持ちの看護師へ協力を求める．

10 インシデント・アクシデント後の学生へのフィードバックと対応

インシデント・アクシデントの報告の目的

　看護学生として，患者の安全を脅かす「危険」に対する感受性を常に高めていかなければならない．インシデント・アクシデントの報告は，医療安全に対する個人の感受性を高めるためにも重要なことである．

　実習において，ヒヤリとしたりハッとした場面に直面した際には，必ず，担当教員，臨地実習指導者や受け持ちの看護師に報告しよう．その後には，「なぜそのようなことが起こったのか」「どうすれば患者の安全を脅かさなかったのか」について考え，あとから振り返ることができるように文章にして残すことが大切である．

　病院では，インシデント・アクシデント報告の内容を各部門・部署で共有する体制がとられている．情報を共有することによって，同じようなインシデント・アクシデント発生の防止を図るとともに，危険要因を把握することでその対処につなげるようにし，病院組織全体の安全意識の向上に努めている．

　看護学生として，実習に臨んでいる学生同士で自分自身がかかわったインシデント・アクシデントの情報を共有することは重要である．報告をする側もされる側も「人は誰でも間違いを犯す」ということを真摯に受け止め，考えることが大切である．

インシデント・アクシデントの報告へのフィードバック

　実習中に，インシデント・アクシデントを起こしてしまうと，「患者に申し訳ない」という気持ちや，報告して自分の実習の成績に影響するのではないかという不安が生じる．また，報告すれば，患者，学生，担当教員，臨地実習指導者から悪い評価を受けるという気持ちにもなり，報告できないということもあるかもしれない．

　また，起こしてしまったことが「インシデント」にあたるのか自分自身で判断できなかったり，煩わしいことに巻き込まれたくないとの気持ちから，担当教員や受け持ちの看護師に報告できない場合もあるかもしれない．

　看護学生として，何のために実習をするのかということをもう一度考えてみよう．

　看護職として患者に安全な，そしてよりよい看護を提供できるようになることが実習の目的である．そのためには，まず患者に正直に，謙虚に，向き合わなければならない．

　本来自分が行うべき行動を見失わないように，勇気をもって行動しよう．自分がかかわってしまったインシデント・アクシデントを率直に報告する行動は，素晴らしいことである．自分自身のためだけではなく，組織全体で情報を共有することで安全に対しての意識も高

まる.

　また，報告がどのように事故防止に活かされたかがわかること，そして報告がどのように役立っているのか実感できるように，自分自身でもう一度振り返る機会をもつようにしよう.

　実習のなかでは学生間の学びの共有化は大切である．カンファレンスで話し合うことで，自らの行動を振り返り，メンバー間で情報を共有し，危険要因を見つけ出し，対応することにつながる．

　担当教員は，カンファレンスで報告している学生が責められている認識をもたないように，安全に看護が実践できるためのよい体験として情報を共有できるように配慮することが必要である．

　看護学生は，日々の実習で患者のために自信をもって看護実践することが大切である．ヒヤリ・ハットや事故を起こすことを過剰に恐れるのではなく，受け持ちの患者にとって必要な看護ケアを自ら考え，実践しよう．

　ナイチンゲールは「看護はひとつのアートである」と言っている．患者とのつながりをもって信頼関係を築き，あなたにしかできない看護実践を行ってほしい．

---

column　実習中の健康管理

　実習中は看護記録などの記録に追われ，睡眠時間が少なくなったり，食事がおろそかになってしまい，感冒など体調をくずしやすくなる場合がある．体調が悪ければ早めに担当教員に相談しよう．

◆ **看護学生としての健康管理**

　自分自身の健康管理を心がけることがまず大切である．毎日の記録物や次の日の準備で忙しいなか，睡眠時間は必ず確保するようにしよう．

　規則正しい食生活を送ること，手指の外傷予防に努めることのほかに，自分自身に感冒症状があるときには必ず体温を計り，たとえ微熱であっても実習前に担当教員に必ず相談しなければならない．

　易感染性の患者では免疫力が低下しているため，十分注意しなければならない．また，自分自身の感染症の罹患状況や予防接種歴，検診結果（麻疹，風疹，水痘，ツベルクリン反応，BCGの結果，HBs抗原・抗体など）は必ず確認する．

column　ADR（裁判外紛争解決）

1 医療ADRとは

ADR（Alternative Dispute Resolution：裁判外紛争解決）とは，「訴訟手続によらずに民事上の紛争の解決をしようとする紛争の当事者のため，公正な第三者が関与して，その解決を図る手続をいう」（裁判外紛争解決手続の利用の促進に関する法律第1条）とされ，公正な第三者を交え，話し合いなどにより紛争を柔軟に解決しようという手続きである．

ADRには，裁判所において行われる調停なども含まれるが，弁護士会が運営する紛争解決センターなど民間の機関で行われるものもある．とくに，医療紛争については，弁護士会が中心となり，各地に医療に特化したADR（医療ADR）が設置されている．

◆ 東京における医療ADR

具体的には，東京三弁護士会医療ADRでは，中立公正な第三者である「あっせん人」3名であっせん*が行われる（あっせん人が1名または2名のこともある）．

そのうちの2名は医療事件の経験が豊富な弁護士として登録されている弁護士（患者側代理人の経験豊富な弁護士，医療者側代理人の経験豊富な弁護士各1名）から選任され，残りの1名も弁護士から選任されている．

◆ 大阪における医療ADR

これに対し，大阪における医療ADRは，原則として，東京三弁護士会ADR同様に3名のあっせん人において手続きが行われ，患者側代理人の経験豊富な弁護士，医療者側代理人の経験豊富な弁護士各1名があっせん人となるが，残りの1名は医療の専門家である医師があっせん人となるという特徴を有している．

医師をあっせん人に入れるか否かは，現状としては種々の見解があるが，いずれにせよ，あっせん人はどちらかの味方をするということはなく，中立公正な第三者の立場から医療紛争の解決を図るという立場である点は共通している．

◆ ADRの特徴

ADRの特徴としては，裁判と比較して手続きが柔軟であり早期の解決が可能であること，手続き費用が比較的低廉であること，非公開の手続きで行われることなどが挙げられる．

実際にも，訴訟とは異なり，当事者（医療紛争においては患者およびその家族）が弁護士に依頼をすることなく自ら手続きを行うというケースも少なくない．

2 医療紛争におけるADRの役割

一般に，医療事故が発生した場合の患者およびその家族の想いは，①事故の原因を知りたい，②同じような事故が二度と起きないでほしい（再発防止），③謝罪してほしい，④金銭的補償・賠償をしてほしい，⑤医療従事者などへ制裁を加えてほしい，といったものが複雑に絡み合っているといわれており，決して，金銭的な補償・賠償だけを求めるものではない．

しかしながら，民事訴訟などの裁判手続

*あっせん（斡旋）：あっせんとは，当事者同士での交渉で解決を図ることを目的とし，あっせん人があいだに入って当事者同士の話し合いを進めて解決を図るもの．

きは，基本的には金銭による損害の賠償を求める手続きであり，裁判における事実の認定も損害賠償請求が認められるか否か，という判断に必要な範囲でのみなされるので，医療事故の患者・家族の想いを十分に満たすものではない．

この点，ADRは，柔軟な紛争解決を目指すものであるから，解決方法として，医療機関が再発防止を約束したり，謝罪をしたりするということをとることも可能であり，医療紛争の適切な解決において大きな役割を果たすことが期待されている．

3 医療ADRの問題点

ADRは，基本的には，中立な第三者を交えたなかで，当事者間の話し合いなどにより解決するというものであるから，そもそも当事者双方がADRの手続きに参加しなければ，手続きは進まない．

医療紛争においては，裁判やADRといった手続きの申し立てを行うのはもっぱら患者側であるということから，医療機関側が医療ADRの手続きに応じないという問題が，地域によって差があるようだが生じている．

医療機関が医療ADRに応じない理由としては，医療ADR制度に対する信頼が高くないことや，医師賠償責任保険が医療機関側の過失があることを賠償金の支払いの前提としており，緻密な事実認定がなされない医療ADRでの解決では保険金が支払われない可能性があるため，医療機関が医療ADRの利用に消極的であることなどが挙げられる．

また，そもそも，医療機関側の過失の有無や因果関係などの事実関係が争いとなっている事案では，当事者間での話し合いなどによる解決は馴染まないといわれている．

4 おわりに

以上のように，ADRは公正中立な第三者を交え，話し合いなどにより紛争を柔軟に解決しようという手続きであり，医療紛争において，医療ADRが適切な解決に大きな役割を担うことが期待されている．

*

本コラムでは，医療従事者には馴染みのないADRについて触れてきたが，医療事故が生じたあとに，ADRや訴訟がなされるということは，医療機関および医療従事者にとって，コストや手間だけでなく，精神的にも非常に負担が大きいため，回避できるに越したことはない．

日々の医療の実践のなかで患者およびその家族との信頼関係を構築し，不幸にして医療事故が発生してしまった場合には，まずは患者およびその家族の心情に耳を傾け，信頼関係の維持・回復を図ることで，紛争の甚大化を回避することが重要であると考える．

column 看護記録作成時の注意点（医療安全，訴訟の視点から）

1 訴訟における看護記録の位置づけ

医療訴訟では，過失や因果関係といった争点を検討する前提として，事実としての診療経過を明らかにする必要があり，医師の作成する診療録や看護師の作成する看護記録など（総称して「診療録等」という）が，重要な証拠として取り扱われる．

とりわけ，看護記録は，時系列に沿って記載されていることや，看護師間での情報共有を前提としているため記載が読みやすいことなどから，診療経過を把握するうえで重要な位置づけにある．

◆診療録

医療訴訟においてはしばしば診療録等の改ざんなどが患者側の主張として取り上げられ，診療録等の改ざんを認定した裁判例も時折みられる．

もっとも，原則として，裁判所は「診療録の記載内容は，それが後日改変されたと認められる特段の事情がない限り，医師にとっての診療上の必要性と右の様な法的義務との両面によって，その真実性が担保されているというべきである」（東京高等裁判所判決昭和56年9月24日）というような判断姿勢で，医師作成の診療録の記載内容は真実であることを前提にしており，患者側が診療録等の改ざんを主張する場合には，診療録等に改ざんがあることを患者側において立証しなければならない．

他方，「医師は，診療をしたときは，遅滞なく診療に関する事項を診療録に記載しなければならない」（医師法第24条第1項）のであり，診療録に記載のない事項については，診療などが行われたことを医療機関側で合理的な説明をする必要があり，そのような説明が不十分であると判断された場合には，実際には実施した診療が，実施していないと結論づけられることもある．

◆看護記録

看護記録については，記載内容などについての法的規定はないが，裁判所の看護記録に対する考え方は診療録と原則として変わらず，上記のことについては，看護記録にも同様に当てはまる．

したがって，訴訟のことを考えて看護記録を記載する必要はないが，看護記録作成時には，以下の点などに意識を置いておくと，紛争発生時には有用である．

また，訴訟とは別に，日常の医療従事者間の適切な情報共有などにも役立ち，患者に対する診療録等の開示が通常となった現在においては，患者とのあいだの協議をスムーズに行い，訴訟を防止することにも有効なため，適切な看護記録を作成するように努めてもらいたい．

2 看護記録の記載内容・記載方法
a. できるだけただちに記載を

上述のとおり，裁判所は，看護記録に記載のあることは真実であり，記載のないことは実施していないということを前提として判断している．そのため，必要なことは必ず記載するべきであり，行為を行ったらただちに記載をすることが重要である．

もちろん，多忙な日々の業務のなかで，看護記録を記載する時間は限られているので，メリハリをつけた記載を心がけたい．

b. 5W1Hを意識して

看護記録には，看護師が行ったこと，医師が行ったこと，患者が話したこと，看護師が考えたことなど，さまざまなことが記載されている．そのため，5W1H（いつ，どこで，だれが，なにを，なぜ，どのように）を意識した記載が重要である．

たとえば，患者に対する説明内容を記載する場合は，

「●月●日●時●分　●●医師が「〜〜」と患者に説明をした．看護師●●同席．」

などと記載すれば明確である（医師の発言内容については診療記録の記載と矛盾がないように注意が必要である）．

c. 修正・追記は明確に

最近は，電子カルテの導入により修正履歴が機械的に残されていることが多いが，紙カルテの場合には，修正・追記は明確にされる必要がある．

修正する場合には，もとの記載が読めるように修正箇所を二重線で消すのは当然として，しばらくたってから修正・追記をしたのであれば，診療録等の改ざんと疑われないように，修正・追記をした日時，修正・追記をした者の名前も記載すべきである．

訴訟において，ひとたび，診療録等の改ざんが疑われると，該当箇所だけでなく，診療録等全体の信用性が失われることになりかねないので注意が必要である．

d. 問題発生時は時系列で

近年，看護記録においても，問題志向型（アセスメント，診断，計画，実施，評価の5つのステップを1サイクルとする問題解決技法に基づく記録システム；POS）の，単なる時系列ではない記録が一般化している．

このこと自体は，より良い看護の実践のために有用なことであるが，とくに，事故や患者急変などの問題発生時には，事実経過の正確な記録が最優先されるため，時系列での記載を行うべきである．

この際も，5W1Hを意識しつつ，事実のみを記載すべきである．そして，心肺蘇生などの緊急事態においては，分単位の時間の差が訴訟において争点となることもよくあることなので，少なくとも分単位での正確な記録をする必要がある．

上述のように，看護記録は訴訟では重要な証拠となり，カルテ開示の対象にもなる．したがって，無用な誤解，紛争を避けるため，客観的事実から離れた，事故の背景事情や事故の原因分析などを看護記録に記載することは避けたい．こういった原因究明・再発防止という視点からの記載は，原則として患者などへの開示義務のない事故報告書・インシデントレポートに行うことが適切である（民事訴訟法第220条4号ニ，東京高等裁判所判決平成15年7月15日参照）．

3 まとめ

以上のように，訴訟において看護記録は，とくに診療経過を把握する重要な証拠として扱われるものである．そのため，日常から，正確かつ適切な看護記録の作成に努めてもらいたい．

また，このことは，日常の医療従事者間の適切な情報共有などにも役立つもので，より良き看護実践にも有用である．

column　多職種で行うチーム医療 ③

◆RRT（Rapid Response Team，院内救急チーム）

　患者の状態の変化を察知し，発見者である医療従事者はあらかじめ定められた起動基準に基づいて，院内救急チームに要請する．要請に応じて，院内救急チームは駆けつけ，必要な緊急処置を行う．

　一般的に，院内救急チームは急性・重症患者看護専門看護師，救急看護や集中ケアの認定看護師，薬剤師，理学療法士，臨床工学技士などのメンバーから構成される．医師を含む院内救急チームは，MET（Medical Emergency Team）とよばれる．患者が重篤な状態になる前に早期に対応すること，迅速かつ適切な救命処置を行うことは，患者安全を確保するうえで必要不可欠である．

◆褥瘡対策チーム

　褥瘡の予防や治療のサポートを行うチームが，褥瘡対策チームである．褥瘡対策チームは，褥瘡対策にかかわる専任の医師および褥瘡看護に関して専任の看護師（皮膚・排泄ケア認定看護師），管理栄養士，薬剤師などから構成される．専任の看護師は褥瘡に関する診療計画を作成し，その診療計画に基づいて対象患者の担当看護師などが褥瘡対策を実施する．

　褥瘡対策チームは，院内の褥瘡の発生状況を把握するためのサーベイランス，褥瘡回診や褥瘡カンファレンスを実施する．また，患者の状態に応じて褥瘡対策に必要な体圧分散式マットレスなどの使用を検討したり，褥瘡の予防方法などに関する職員教育を行ったりする．

◆深部静脈血栓／肺塞栓防止対策チーム

　下腿深部静脈が血栓により閉塞し，静脈の還流障害や下腿のうっ血をきたすのが深部静脈血栓症（deep venous thrombosis：DVT）である．下腿深部静脈や骨盤腔内静脈にある血栓が剥離し，その血栓が肺動脈に運ばれて閉塞し，肺循環障害を起こすのが肺塞栓症（pulmonary edema：PE）である．

　深部静脈血栓／肺塞栓は，長期臥床などによる不動から生じる「血流の滞流」，カテーテル検査および治療に伴う血管壁の損傷や静脈炎などによる炎症から生じる「血管壁の障害」，先天的あるいは後天の原因による「血液凝固能の亢進」が原因となって，引き起こされる．

　深部静脈血栓／肺塞栓防止対策チームは，血管外科医，麻酔科医，整形外科医，産婦人科医，血液内科医，看護師，理学療法士，薬剤師などによって構成され，深部静脈血栓／肺塞栓の防止，早期発見・治療を行うことができる体制の構築に努める．

　具体的には，国内外のエビデンスやガイドラインを通じて予防方法を検討し，院内の職員に対して予防対策の啓蒙活動やコンサルテーションを行う．また，深部静脈血栓／肺塞栓が発生するリスクが高い患者に対し，予防にかかわる計画的な医学管理をサポートする．

看護の現場で起こりうる医療事故を学ぶ

Step 3

1 臨床現場における医療安全とは
2 事例でとらえる
　チーム医療からみる医療事故

ステップ 3 看護の現場で起こりうる医療事故を学ぶ

1 臨床現場における医療安全とは

Step 3 学習目標
- 事例を通じて，臨床現場に潜む医療事故を引き起こすリスクを理解する．
- 事例を通じて，臨床現場で医療事故が起こる背景を理解する．
- 医療事故を回避するための日常業務上の注意点を理解する．

臨床現場における看護業務とは

看護師として医療現場に出たとき，基礎教育終了時点の自分の能力と現場で求められる能力とのあいだにあるギャップに気づく．

看護基礎教育の臨地実習において，看護学生は1人の患者を担当し，看護実践について学んでいる．しかし，医療現場で働く看護師は，複数の患者を担当し，限られた時間内で優先順位を考え，多重業務や突発的に発生した業務（例：緊急入院など）に対応する必要がある．

また，演習や臨地実習では体験したことがない医療処置，点滴やドレーン・チューブ類の管理，投薬などの業務をこなさなくてはならない．さらに，チームで医療を提供していることから，複数の医療者とかかわりあいながら，必要な情報を交換・共有しあい，患者ケアや患者教育などにあたらなければならない．

新人看護師の臨床での実践

通常，新人看護師にはプリセプターとして教育担当の先輩看護師などがつく．プリセプターは，新人看護師が看護業務を覚えることができるように，看護実践をともにしながら指導を行う．また，新人看護師の能力の範疇を超えることによって患者安全が脅かされないように，常に状況を判断し，フォローをしている．

しかしながら，医療現場では，高齢患者や重症患者の増加，在院日数の短縮に伴う稼働率の上昇など，プリセプターの業務も過密となり，十分に指導まで手がまわらないこともある．このため，必要なときにプリセプターから適切なサポートを得られないことがある．

新人看護師が自分の不安や疑問に対して，プリセプターや周囲に相談や支援を求めることができなかったり，SOSを出すタイミングを逸したりすると，医療安全の原理・原則が守られず，医療事故につながることがある．

患者安全を確保するために前提となる知識や経験の不足によるエラーは，取り返しのつかないことをまねくこともある．

新人看護師を取り巻く医療現場

実際の医療現場は，自分の計画どおりに業務を進めることができない状況に置かれることが多い．

たとえば，点滴の準備をしているときにナースコールが鳴ったり，患者の部屋に行こうとしたときに主治医に呼びとめられたりと，業務の中断はしばしば起こる．

計画どおりに業務を進めることができないあせりや，予期せぬ依頼による混乱は，やらなければならないステップのやり忘れややり飛ばし，ルールの無視につながり，結果としてエラーをまねく．

＊

このように，医療現場における医療事故の要因として，新人看護師であるが故の知識・経験不足だけでなく，新人看護師を取り巻く環境によっても引き起こされる．

本ステップでは，事例を通じて，臨床現場に潜む医療事故を引き起こすリスクに対する予知やその対応について学ぶ．

---

column 個人的エラーを減らすためのヒント

個人的エラーはいつでも起こりうるが，個人的エラーが高まる状況を管理することで，ある程度減らすことも可能である．ジェームス・リーズンは，個人的エラーのリスクが高まる状況を次のようにまとめており，組織としてこれらの状況に対応することのできる体制を整備することが重要である．

・経験不足：やったことのない仕事は，当然ながらリスクが高い．
・時間不足：焦って途中の作業を省略したりしてしまう．
・不適切な点検：点検は単純作業であるが，いい加減になる．
・手順の不手際：準備不足・人手不足・注意不足は，リスクが高い．
・不適切な情報：読めない手書きや口頭指示は，正しく伝わらない．

また，個人的要因もエラーのリスクを高める．医療者の姿勢として，自分の状態を最良にして患者のケアにあたらなければならない．そのために活用できるチェックリストとして，HALT（＝止まれ）やIM SAFE（私は安全）というチェックリストがある．

HALTは，H：空腹（Hunger），A：怒り（Angry），L：遅れ（Late），T：疲労（Tired），という4項目を自分自身でチェックする．IM SAFE（私は安全）では，I：病気（Illness），M：薬剤（Medication），S：ストレス（Stress），A：飲酒（Alcohol），F：疲労（Fatigue），E：感情（Emotion）という項目をチェックする．睡眠不足はその程度により，アルコールによる酩酊と似た症状が出るというエビデンスがある．

Step 3-2 事例でとらえる チーム医療からみる医療事故

新人看護師―医師
単位の確認および口頭指示後の確認を怠ったことによる薬剤量間違い

　小児患者に痙攣がみられ，医師Aから「ジアゼパム5ミリ」という口頭指示が出た．その日の小児患者の担当であった新人看護師Bは，抗てんかん薬のジアゼパム5mL（25mg）を急いで準備し，ナースステーションにいた研修医Cに「医師Aから，痙攣を起こしている小児患者にジアゼパム5ミリを投与するように指示が出ていますので，IV（intravenous injection：静脈注射）をお願いします」と依頼した．研修医Cは，「わかりました」とそのシリンジを受け取り，患者の部屋に向かった．

　たまたま，その勤務帯のリーダー看護師が病棟の薬剤在庫の定数を管理していたところ，ジアゼパムの在庫がなくなっていることに気づいた．リーダー看護師が，ナースステーションにいた新人看護師Bに「ジアゼパムの在庫がなくなっているけど，あなた知らない？」と尋ねたところ，新人看護師Bは「医師Aから指示があって，研修医Cにジアゼパム5mLを準備して渡しました．今，患者さんの部屋に向かっています」と回答した．

　新人看護師Bは，指示を出した医師Aの意図は「5mL（25mg）」ではなく「5mg（1mL）」であることに，まだ気づいていなかった．

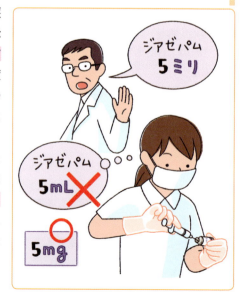

| 問題点 | ■ 医師Aは口頭のみで指示を出した.
■ 医師Aは,ジアゼパムの単位の「ミリ」を「mg」なのか,それとも「mL」なのかを伝えなかった.
■ 新人看護師Bは,「ミリ」の単位について,医師Aに確認しなかった.
■ 新人看護師Bが準備したジアゼパムについて,指示を出した医師Aあるいは先輩看護師とダブルチェックをしなかった.
■ 研修医Cは,新人看護師Bから伝えられたことについて,指示を出した医師Aに確認をしなかった. |
|---|---|
| チェックポイント | ★ 口頭指示が出たあとの対応手順について確認し,遵守する(例:口頭指示を出した医師と一緒に,薬剤名と投与量についてアンプルに記載されている表示と照合することにより,最終確認する).
★ 口頭指示を受ける際に,単位を最後まで確認する.
★ ダブルチェックを怠らない. |

一言アドバイス

1 口頭指示は必ずメモをとり,復唱して確認

　口頭指示を行う際は,薬剤の単位を省略せず,明確に量や条件を伝え,誤薬を防ぐことが必要である.単位や希釈濃度があいまいであったり,省略されたりしていた場合には,口頭指示の復唱の際に,単位や希釈濃度の確認もあわせて行う.なお,略称で薬剤の指示が出た場合には,院内で用いられている正式名称で確認する.

2 適正投与量の確認

　患者に薬剤の投与が緊急に求められる場合で,その適正投与量について自分がわからないときは,医師や薬剤師,先輩看護師に確認する.

---

column　麻薬の管理

　麻薬は,「麻薬及び向精神薬取締法」によって管理方法が規定されている.鍵をかけた堅固な設備内に保管することが定められている.麻薬使用後に残った薬液を勝手に廃棄することは禁じられており,アンプルごと麻薬管理者に返却し,廃棄する必要がある.
　管理している麻薬の紛失や破損の際は,麻薬管理者が都道府県知事に届け出なければならない.

新人看護師―先輩看護師
点滴の準備における知識不足，確認不足

　「インスリン 16 単位」と表示されたラベルが貼られた輸液が，薬剤部から病棟にあげられた．新人看護師 D は，いつものように指示書の内容とその輸液のラベルに記載された内容を照合し，間違いがないことを確認した．次に，指示書に記載された「予定量 500mL」と「流量 100mL/1 時間」に基づいて，輸液ポンプの設定を行い，投与を開始した．新人看護師 D はインスリンを混注する輸液の準備は初めての経験であった．

　新人看護師 D がその点滴投与から戻ってきた直後，新人看護師 D が点滴準備をしている横でほかの作業をしていた看護師 E が「そういえば，D さんはインスリンを混注していたかしら？」と不安になった．そして，看護師 E は新人看護師 D に「冷蔵庫にあるインスリンを輸液に混注した？」と尋ねた．新人看護師 D は「ラベルに記載された薬剤は，薬剤部であらかじめ混ぜてくれているのではないですか？」と回答した．看護師 E は，「インスリンは病棟の冷蔵庫に保管されていて，看護師がそれを混注することになっているのよ」と返答した．

　新人看護師 D は，あわてて 20mL 用の注射器でインスリン 16mL を 500mL の輸液に混注した．投与開始後，患者には意識レベルが低下するなどの低血糖症状が出現した．看護師 E が駆けつけ，輸液ポンプを確認すると，「流量」が「予定量」よりも大きい設定になっていた．

問題点

- 新人看護師 D は，インスリンを混注することが必要な輸液の準備方法について知らなかった．
- 新人看護師 D は，薬剤部からあげられた輸液に貼られたラベルの薬剤内容はすべて混注されているものと思い込んだ．
- 看護師 E は，インスリンが混注されていないことに気づいたものの，その後は新人看護師 D が正しく混注できるかどうかまでは気にかけなかった．
- 輸液ポンプの「流量」と「予定量」を反対に設定した．
- インスリンの「単位」は「mL」と思い込んだ．

チェックポイント

★ 施設内において，インスリンの保管やインスリンの混注がどのようなルールになっているのかを理解する．

★ 施設では，輸液内に薬剤が混注されているか否かがわかるような工夫を講じる（例：ラベルの横に「インスリン混注未」シールを貼付する）．

★ 新人看護師は，取り扱ったことのない薬剤の準備に関して，自己判断せずに，先輩看護師らに確認する．

★ 先輩看護師は，新人看護師に点滴準備の不備や，自信がなさそうな態度がみられたりするときは，積極的に声をかけてフォローする．

★ 輸液ポンプに入力した「流量」「予定量」の数値が，指示された内容とあっているかどうかの確認を確実に行う．

★ インスリンの単位について正しく理解する．

一言アドバイス

1 輸液の混注

輸液の混注ルールや混注の役割分担，混注された薬剤内容を知るための方法（ラベルなど）は，施設によって異なる．勤務先のマニュアルを確認し，遵守するようにする．

2 薬剤についての知識

初めて取り扱う薬剤については，作用機序や副作用，投与方法を調べ，理解したうえで準備を行い，投与する．

3 輸液ポンプの取り扱い方法

医療事故の防止機能がついた輸液ポンプでは，設定した「流量」が「予定量」よりも大きい場合，アラームが鳴るなど，設定内容の確認を知らせる機能がついている．しかし，このような機能がない場合，設定を誤ると，急速注入が起こる．輸液ポンプの取り扱い方法について習熟し，設定確認を怠らないようにする．

4 インスリンの単位

インスリン1単位は「0.01mL」である．インスリンの単位換算について正しく理解する必要がある．

内服薬処方せんの記載方法における事故・ヒヤリ・ハット

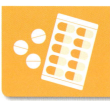

- オキシコドン塩酸塩 5mg2T2×の朝夕の指示（院内マニュアルが意図した内容：1日投与量10mg，1日2回投与，1回1錠〈5mg〉）が出ていたが，看護師は1回2錠（10mg）を投与した（1日投与量20mg，1日2回投与，1回10mgと解釈）．

一言アドバイス

1 薬剤の投与量の間違い

薬剤の投与量の間違いの代表的なものとして，①「3×」や「分3」の表記を3倍と解釈したことによる薬剤量の間違い，②1日量か1回量なのかの解釈間違い，③量の記載が有効成分の量か製剤の総量であるかの解釈間違いがある．院内の薬剤の処方せんルールを確認し，薬剤量の間違いの防止に努めることが必要である．

2 内服薬処方せんの記載方法

2009（平成21）年，厚生労働省に「内服薬処方せんの記載方法の在り方に関する検討会」が設置された．これは，医師，医療機関のあいだで処方せんの記載方法などが統一されていないことに起因した処方せんの記載ミス，記載漏れ，指示受け間違いなどのヒヤリ・ハット事例や医療事故は後を絶たない状況にあり，記載方法，記載項目の標準化を含めた処方せんの記載などに関する検討を早急に行うべき，と指摘されたことによる．

「内服薬処方せん記載の在るべき姿」としては，以下が示されている．

❶「薬名」薬価基準に記載されている製剤名を記載する．
❷「分量」最小基本単位である1回量を記載する．
❸散剤および液剤の「分量」は，製剤量（原薬量ではなく，製剤としての重量）を記載する．
❹「用法・用量」における服用回数・服用のタイミングについては，標準化を行い，情報伝達エラーを惹起する可能性のある表現方法を排除し，日本語で明確に記載する．
❺「用法・用量」における服用日数については，実際の投与日数を記載する（休薬期間がある場合，それが一意的に解釈できるように明示する）．

引用文献
1) 内服薬処方せんの記載方法の在り方に関する検討会報告書（平成22年1月29日．厚生労働省）

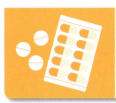

薬剤の取り違えにおける事故・ヒヤリ・ハット

■ 医師が看護師に「エピネフリン（アドレナリン）」を準備するように依頼した．看護師は救急カートに貼られたラベルを一瞬見て，「ノルアドレナリン」を「エピネフリン」だと思い込んで用意し，医師に渡した．医師はそれを確認することなく，投与してしまった．

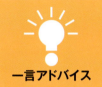

一言アドバイス

薬剤は必ずダブルチェックで確認

　患者が急変した際には，救急カートの薬剤が用いられる．救急カートに備えられている薬剤は，通常，それぞれに薬剤名のラベルが表示されているが，あわてて隣り合う薬剤を取り違えたり，薬剤の表示を見て心不全治療薬のジゴシン®を抗不安薬のセルシン®と思い込んだりすることがある[1]．

　このような間違いを防ぐために，救急カートから薬剤を取り出した際や注射器に準備する際に，ダブルチェックを行うようにする．

　薬剤の名称が類似していることにより，薬剤を取り違えることもある．患者の疾患や病態をふまえ，疑義のある薬剤については主治医や医師に照会する習慣を身につけるようにする．

取り違え例[2]
・ノルバスク®（血管拡張薬）→ ノルバデックス®（腫瘍用薬）
・チウラジール®（抗甲状腺ホルモン剤）→ チラーヂン®S（甲状腺ホルモン剤）

引用文献
1）医療事故情報等収集事業，医療安全情報，救急カートに配置された薬剤の取り違え，No.65　2012年4月，http://www.med-safe.jp/pdf/med-safe_65.pdf より2018年10月2日検索
2）医療事故情報等収集事業，医療安全情報，薬剤の取り違え（第2報），No.68　2012年7月，http://www.med-safe.jp/pdf/med-safe_68.pdf より2018年10月2日検索

check 薬剤事故・輸血事故防止のためのポイント

1 薬剤の取り違えに注意
- 外観上類似した薬剤に注意する（遮光アンプルの注射薬など）．
- 類似した商品名の薬剤に注意する（例：メチロン®とメイロン®，アミサリン®とアミカシン硫酸塩，テグレトール®とテオドール®，サイレース®とセレネース®）．
- 類似した薬剤名の略号に注意する〈例：DOA（ドパミン塩酸塩）とDOB（ドブタミン塩酸塩），CMZ（セフメタゾール）とCEZ（セファゾリン）〉．
- 同じ商品名で用法・薬効が異なる薬剤に注意する（例：抗不整脈薬のキシロカイン®と局所麻酔薬のキシロカイン®，吸入用のビソルボン®と注射液のビソルボン®）．

2 ワンショット静注や急速静脈内注射が禁忌の薬剤に注意
- 高濃度カリウム製剤の静注は，血清カリウム値が急激に上昇し心停止を起こす．
- 気管支拡張薬のアミノフィリンを急速に静脈内注射すると，ショック，不整脈，過呼吸，熱感が現れることがある．生理食塩液または糖液に希釈して，ゆっくり（5～10分）注射することが必要である．

3 緊急時に口頭指示が出やすい薬剤の取り違えに注意
- 救急カート内の緊急用の薬品をあらかじめ確認し，救急カートのどこに何が配置されているかを把握しておき，薬剤の取り違えを防止する．
- 院内救急カートの薬品の配置は院内で統一する（例：劇薬はまとめ，薬液は50音順に並べる）．

4 投与後にアレルギー反応を起こしやすい薬剤に注意
- アレルギー反応は，薬剤によって引き起こされる場合がある．とくに，造影剤，抗悪性腫瘍薬（抗がん剤），解熱消炎鎮痛薬，抗菌薬，血液製剤，生物由来製品，卵や牛乳を含む薬剤（リゾチーム塩酸塩，タンニン酸アルブミンなど）によって引き起こされることが多い．

◆早期発見・対応のポイント
　アレルギー反応の発生の危険性がある薬剤の初回投与時は，注入速度を落とし，頻回に観察を行う．
　アレルギー反応は，投与開始直後から5分以内，通常30分以内に症状が出現する．ただし，内服薬の場合は症状発現がこれより遅れる場合がある．皮膚のかゆみや蕁麻疹，発赤や紅斑などの皮膚症状の出現の有無を観察する．また，胃痛や吐き気などの消化器症状，呼吸苦などの呼吸器症状の出現の有無にも留意する．

5 血管外漏出に注意すべき主な薬剤（表）
- 壊死性抗悪性腫瘍薬は，たとえ少量の血管外漏出であっても水疱性皮膚壊死を生じ，難治性皮膚潰瘍を引き起こす危険性がある．炎症性抗悪性腫瘍薬は，潰瘍形成までにはいたらないが局所での炎症を引き起こす．非炎症性抗悪性腫瘍薬は，少量の血管外漏出であれば炎症や壊死を生じにくいが，大量に血管外漏出すれば局所壊死を起こす．
- 心不全治療薬は虚血による皮膚傷害を起こしやすい．
- 強アルカリ性の薬剤は，薬剤が浸透しやすく，広範囲の組織傷害をきたしやすい．
- 高浸透圧の薬剤は組織破壊を起こす．浸

表　血管外漏出にとくに注意が必要な薬剤の例

壊死性抗悪性腫瘍薬	ドキソルビシン塩酸塩，マイトマイシン C，ビンクリスチン硫酸塩，パクリタキセルなど
炎症性抗悪性腫瘍薬	アクラルビシン塩酸塩，シスプラチン，シクロホスファミド，イリノテカン塩酸塩，エトポシドなど
非炎症性抗悪性腫瘍薬	ブレオマイシン，メトトレキサート
心不全治療薬	アドレナリン，ノルアドレナリン，ドブタミン塩酸塩
強アルカリ性の薬剤	フェニトイン，チオペンタールナトリウム，重炭酸ナトリウム，フロセミド，アミノフィリン
高浸透圧の薬剤	ブドウ糖，D-マンニトール，ジアゼパム
電解質補正用の薬剤	塩化カルシウム，塩化カリウム，含糖酸化鉄，グルコン酸カルシウム，ガベキサートメシル酸塩

＊薬剤名は一般名

透圧が高いとそのリスクは高くなる．
- 電解質補正用の薬剤は，細胞膜のはたらきを阻害し，皮膚傷害を引き起こす．

◆血管外漏出を防止するポイント

a. 末梢静脈輸液

　点滴静注では，固定しやすい部位を選び，翼状針は避ける．また，足背や手背の静脈は血管外漏出のリスクが高くなるため，できるだけ避ける．

　点滴中は，発赤，腫脹，浸潤，疼痛がないかどうか観察する．とくに，輸液ポンプを使用している場合，血管外漏出があっても継続して薬剤が投与され，傷害のリスクが高まる．点滴刺入部の観察は怠らないようにする．

　体動の激しい患者は，針先が血管を貫通し，血管外漏出が起こる場合があるので，頻回に観察し，留意する．

b. 抗悪性腫瘍薬

　留置針を使用し，輸液の投与によって血管外漏出がないことを確認してから，抗悪性腫瘍薬を投与する．末梢静脈の確保が困難なときは中心静脈カテーテルなどの選択も考慮する．

　点滴部位は，静脈還流がよい肘と手首の中間付近にルートをできるだけ確保する．また，ポンプ使用時は頻回に観察する．

◆抗悪性腫瘍薬漏出時の対応

①ただちに抗悪性腫瘍薬の投与を中止する．

②留置針を抜く前に，組織に浸潤している薬剤を取り除くために 3 ～ 5mL 程度の血液を吸い上げる．

③腫脹を認める部位には，注射器で吸引し，浸潤した薬剤を取り除く場合もある．

④ルート内を陰圧にした状態で抜針する．

6 輸血事故を防止するために

- 患者の血液型検査の採血において，患者を間違えたり，採血スピッツの取り違えが起きたりすることがあるので注意する．
- 血液受領時に，他患者の伝票で血液を受け取り，血液製剤の取り違えが起きることがある．伝票の確認を怠らない．
- 部署内で複数の患者の血液製剤を保管する場合，血液製剤に伝票が取り違えられて貼られる場合がある．伝票の取り違えが起きていないかどうかを確認する．
- 複数の患者の輸血を同時に準備する際，血液製剤を取り違えることがある．1 患者 1 トレイで準備し，取り違えが起きないようにする．

看護師—ヘルパー
多重業務におけるチェック漏れによる人工呼吸器の開始忘れ

　患者のFさんは，自発呼吸をサポートするために人工呼吸器を装着している．看護師Gは，車椅子でFさんを検査室まで移送するために，一時的に人工呼吸器を外し，酸素マスクによる酸素投与に切り替えた．FさんはヘルパーHによって検査室に移送された．

　ヘルパーHから，検査が終わって病室に戻ったとの連絡を受けたとき，看護師Gは複数の患者の対応に追われており，手を離せるような状況ではなかったが，急いでFさんの部屋を訪室し，Fさんの部屋を出た．

　それからすぐに，Fさんからナースコールがあった．Fさんは苦しそうにしており，経皮的動脈血酸素飽和度（SpO₂）を測定したところ，80％と低酸素状態に陥っていた．人工呼吸器を確認すると，電源が入っていなかった．

問題点
- 多重業務となっており，本来，確認すべき事項を怠った．
- 多重業務であせっているときに引き起こされるリスクについて自覚していなかった．
- 人工呼吸器が正しく装着され，作動しているかを確認するためのチェックリストが存在していなかった．

チェックポイント
★ 多重業務であせっているときこそ，やるべき確認を怠らないようにする．業務がまわらず，ミスやエラーを起こしやすい状況にあるときは，同僚に応援を依頼する．
★ 人工呼吸器作動チェックリストを用いて，装着時は，正しく装着され，かつ作動しているかどうかを確認するようにする．

一言アドバイス

1　人工呼吸器のモードの確認

　人工呼吸器によって，「スタンバイ」「スタンバイモード」「スタンバイ機能」が搭載されている．「スタンバイ」は実質の停止状態にあり，「スタンバイ」の状態では，人工呼吸器を装着していても，換気は行われない．必ず，どのモードになっているかを確認する．

2 胸郭の動きの観察

人工呼吸器装着後は，胸郭の動きを観察し，適切に換気が行われているかを確認する．

3 チェックリストを用いた確認

院内に，人工呼吸器の装着と作動に関するチェックリストがない場合には，看護管理者らを通じて医療安全管理部に作成と運用をはたらきかける．チェックリストがある場合は，チェックリストに基づいて確実に確認を行う．

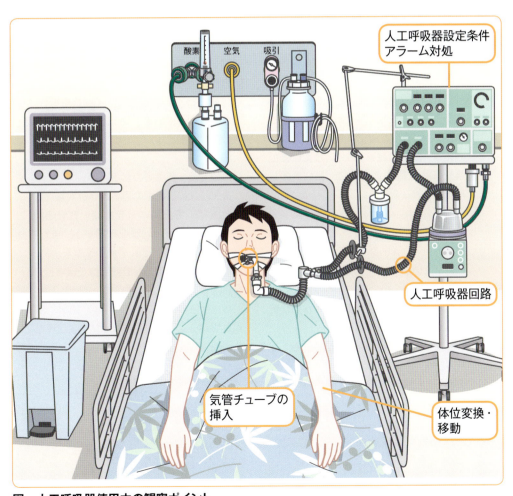

図　人工呼吸器使用中の観察ポイント
解説は p.180 参照．

check 人工呼吸器使用中の観察ポイント

1 人工呼吸器回路：看護ケアの前後でチェックする

a. 気管チューブ（気管切開カニューレ）に異常はないか．
- 固定は確実か．
- 挿入の長さ（気管切開カニューレの位置）は適切か．
- 蛇管との接続は確実か．
- チューブや蛇管が折れ曲がりや分泌物の貯留などで閉塞していないか．

◆気管チューブの挿入

　気管チューブ挿入時は，挿入の長さがわかるようにあらかじめマーキングしておき（あるいは長さの目盛りがあらかじめついているチューブを使用する），抜けかかっていないかどうかを確認する．
　確認は，患者の観察やケア（とくに体位変換や移動，清拭）のたびに，常に意識して行う．

b. カフ圧は適正値か．
c. 蛇管の中・ウォータートラップに水分の貯留はないか．

2 人工呼吸器設定条件：最低でも各勤務帯に1回はチェックする

a. 各設定条件は，医師の指示どおりか．
- 酸素濃度，呼吸回数，一回換気量，調節モード，気道内圧，呼気・吸気時間，トリガーレベルなど．

b. アラーム機能の設定は，医師の指示どおりか．
- 気道内圧，換気量，無呼吸，酸素濃度など．

c. 加温加湿器の滅菌蒸留水は，補充され，設定温度は適切か．

3 アラーム対処：アラームが鳴る原因を究明する

a. アラームが鳴るたびに，原因をアセスメントして対処しているか．
b. 頻回に鳴るからといってアラーム設定を切らず，医師にアセスメントの結果を報告しているか．
c. 処置などでアラームをオフにした場合，処置終了後は必ずアラームを再度オンにしているか．

◆体位変換・移動時の留意点

　人工呼吸器装着中の患者の体位変換を行うときは，実施前に気管挿管・気管切開チューブの固定の状態を確認する．また，必ず2名以上で，それぞれの役割を決め，声をかけあい，人工呼吸器回路を保持して行う．
　体位変換後にも，患者の呼吸，気管挿管・気管切開チューブの固定の状態や人工呼吸器の動作状況を確認する．

引用文献
1) 日本看護協会：医療・看護安全管理情報　No.4 Vol. 416．人工呼吸器による事故を防ぐ　2002.2.15．

check チューブ・ライン留置中の観察のポイント

1 テープ固定
- 発汗，唾液や滲出液によって，固定テープが浮いたり，剥がれやすくなったりする．テープを頻繁に貼り替えると，皮膚のただれや損傷につながることもあるので注意が必要である．
- テープを頻繁に交換しなければならないような場合では，濡れてもすぐに乾く撥水性があるテープを選択するとよい．
- 中心静脈カテーテルでは，縫合しなくても固定できるテープを利用することもできる．
- 瘙痒感が強いと，患者がチューブやラインに手をもっていきやすくなり，自己抜去のリスクが高まる．そのため，瘙痒感を起こしにくいテープを使用し，瘙痒感がみられるときは迅速に対応する．
- 瘙痒部位の保湿に努め，洗浄・清拭し，ワセリンを塗布するなどしてテープの固定場所を変えるようにする．

2 チューブ・ライン接続部の管理
- チューブやラインは挿入部位から最後までたどり，三方活栓や延長チューブに外れやゆるみがないかどうかを確認する．
- 確認は，患者の観察やケア(とくに体位変換や移動，清拭)のたびに，常に意識して行う．

3 体位変換・移動時の留意点
- 患者を移動させる際は，周囲にチューブやラインに引っかかるものはないかどうか，チューブやラインは動かせるだけの長さがあるかどうかを確認し，必要に応じて点滴台やドレーンバッグ，膀胱留置カテーテルのバッグの位置を移動させる．
- ベッド柵や車椅子(グリップ／肘掛け／フットレスト／側板／キャスター／ブレーキなど)に引っかからないように注意する．
- 患者の体動，活動度や行動範囲をふまえ(例：廊下やトイレの手すりに引っかからないように配慮)，末梢ラインの長さなどの調整を行い，またチューブやライン同士が絡まないようにする(チューブをまとめてとめる)．

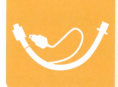

気管チューブの管理における事故・ヒヤリ・ハット

- 人工呼吸器を装着した患者の体位変換の際，患者の右側に看護師I，左側に看護師Jが立って行った．人工呼吸器は患者の左側にあり，蛇管をアームから外した．看護師Iは左側臥位にするために患者の背部を押しており，蛇管を保持していなかった．左側臥位にしたとき，顔に貼っていた固定用のテープが蛇管の重さにより外れ，気管チューブが5cmほど抜けてしまった．そのため，医師が抜管し，再度挿管しなければならなかった．
- 患者には気管切開チューブが挿入されていた．看護師2名で清拭後，体重測定のため体位変換を行ったところ，人工呼吸器の低換気アラームが鳴った．気管切開チューブを確認すると，エア漏れの音が聞こえたため，すぐに医師に報告した．気管切開チューブの固定を外すと気管切開チューブが抜けており，新しい気管切開チューブを医師が再挿入することになった．

引用文献
1）医療事故情報等収集事業，医療安全情報，体位変換時の気管・気管切開チューブの偶発的な抜去　No.54　2011年5月，http://www.med-safe.jp/pdf/med-safe_54.pdf より2018年10月2日検索

一言アドバイス

ライン，チューブの事故（自己）抜去

　ライン，チューブが留置されている患者では，事故（自己）抜去のリスクがあり，傷害・障害／死亡につながることもあり，事故（自己）抜去をまねく要因に基づいて防止策を講じることが重要である．看護師には，院内のルールなどに基づいて，ライン，カテーテルやチューブの固定や管理の確実な実施，事故（自己）抜去が起きてしまったときの迅速かつ適切な対応が求められる．

　なお，事故（自己）抜去が生命を脅かす危険に直結する場合には，身体拘束を行わなければならない状況におかれることもある．この場合には，自施設の身体拘束に対する方針と身体拘束の実施に関する基準に基づいて対応する．

表 チューブ類の事故（自己）抜去をまねく要因

	事故（自己）抜去をまねく要因
気管挿管・気管切開チューブ	● 不適切／不十分な管理や固定（蛇管の重みで抜ける，固定テープのゆるみや剥がれ，気管切開チューブを固定するための紐やホルダーの外れやゆるみ，カフ圧の低下[*]） ● 患者の咳嗽反射などにより，気管チューブが押し出される ● せん妄などによる患者の自己抜去 ● 不適切な体位変換や移動，患者の体動により，気管チューブが引っ張られる ● 不適切な身体拘束 [*] カフ圧は $20cmH_2O$ 以上 $30cmH_2O$ 以下で管理することが推奨されている．$30cmH_2O$ を超えると，気管粘膜の血流を阻害する危険性がある．$20cmH_2O$ 以下の低圧では，気管チューブが抜けやすくなるだけでなく，人工呼吸器関連肺炎（ventilator associated pneumonia：VAP）を引き起こす危険性もある．
中心静脈カテーテル	● 不適切／不十分な管理や固定（カテーテル固定用の縫合糸が外れる，固定テープのゆるみや剥がれ） ● 不適切な体位変換や移動，患者の体動により，中心静脈カテーテルが引っ張られる ● せん妄などによる患者の自己抜去 〈注意〉 　中心静脈カテーテル挿入時は，緊急時に備え，酸素マスクや救急カート，除細動器などを準備しておく．カテーテル挿入後は，胸部 X 線によりカテーテルの先端位置の確認，気胸・血胸などの合併症がないかどうかの確認を行う．
動脈ライン，末梢ライン	● 不適切／不十分な管理や固定（固定テープのゆるみや剥がれ） ● 不適切な体位変換や移動，患者の体動により，ラインが引っ張られる ● せん妄などによる患者の自己抜去 〈注意〉 　動脈ラインが抜けてしまったときは，十分な圧迫止血（5 分以上）を行い，確実に止血されていることを確認してから，圧迫固定する．この際には，出血の程度や皮下血腫の有無（有の場合は程度も）を観察する．
ドレーン	● 不適切／不十分な管理や固定（ドレーン固定用の縫合糸が外れる，固定テープのゆるみや剥がれ） ● 不適切な体位変換や移動，患者の体動により，ドレーンが引っ張られる ● せん妄などによる患者の自己抜去 ● ベッド柵に挟まり，引っ張られる 〈注意〉 　逆行性感染を防止するために，排液バッグは挿入部よりも低い位置に置く．持続吸引器とともに使用している場合には，その作動の点検と，指示された吸引圧に設定されているかどうかの確認を観察のたびに行う．
膀胱留置カテーテル	● 不適切／不十分な管理や固定（固定テープのゆるみや剥がれ） ● 不適切な体位変換や移動，患者の体動により，ラインが引っ張られる ● せん妄などによる患者の自己抜去 ● ベッド柵に挟まり，引っ張られる 〈注意〉 　男性は，陰嚢の圧迫を避けるために陰茎を上に向け，下腹部か大腿最上部に固定する．女性は，大腿内側（浴衣の場合）あるいは左右の下腹部（パジャマ）に固定する．

新人看護師—リーダー看護師
技術習熟度の確認不足による経鼻栄養チューブ誤挿入

重度の意識障害がある70代の男性患者Kさん．入院時，経口摂取は困難と判断され，12Frの経鼻栄養チューブを挿入し，経腸栄養を開始することとした．経鼻栄養チューブの挿入は，チームリーダーの看護師Lの指示で，Kさんを担当する新人看護師Mが実施することとなった．新人看護師Mは，意識が清明で坐位保持が可能な患者に対して経鼻栄養チューブを挿入した経験はあったが，重度の意識障害の患者に実施するのは初めてであった．

新人看護師Mは1人でKさんを水平仰臥位にしたまま，挿入を試みた．挿入後，胃部の気泡音聴取を行い，気泡音と思われる音を確認し，栄養剤200mLを注入した．

それから5時間後，Kさんの呼吸状態が悪化し，胸部X線撮影をしたところ，肺炎像が確認された．

問題点
- チームリーダーの看護師Lは新人看護師Mに重度の意識障害がある患者に対する経鼻栄養チューブ挿入の知識とスキルがあるかを確認し，新人看護師M1人に任せて問題がないかの判断が行えていなかった．
- 新人看護師Mは，重度の意識障害がある患者に経鼻栄養チューブを挿入するのは初めてであったにもかかわらず，チームリーダーLにそのことを伝えなかった．また，意識清明で坐位保持可能な患者と重度の意識障害がある患者ではチューブの挿入方法が異なり，また留意が必要な点があることを知らなかった，あるいは自覚できていなかった．
- 患者のベッドをヘッドアップせず，水平仰臥位のまま，経鼻栄養チューブを挿入した．また，胃部の気泡音のみの聴取しか行わなかった．

チェックポイント
- ★ 新人看護師をチームリーダーらでフォローするときは，新人看護師1人に任せて問題がないかを評価し，それに応じて適切なサポートを行う．
- ★ 新人看護師は，経鼻栄養チューブの原理・原則を正しく理解する．
- ★ 新人看護師は，同じ手技であっても，重度の意識障害があり，経鼻栄養チューブの挿入に注意を要するような患者の場合には，自己判断せずに，まずはチームリーダーや先輩看護師にフォローを要請する．
- ★ 意識障害がある患者であっても，ベッドのヘッドアップはどの程度まで可能か，主治医に確認する．

★ 胃に経鼻栄養チューブが挿入されたかどうかの確認は，胃部の気泡音聴取のみによる確認に依存しない．院内のマニュアルに沿って，複数の方法によって確認する．

一言アドバイス

1 新人看護師の技術レベルの共有

新人看護師技術チェックリストなどを用いた評価に関して，新人看護師をフォローするチームメンバーで情報を共有し，どこまで1人で行えるのかを判断し，必要に応じてサポートする．

2 経鼻栄養チューブ挿入の原理・原則の理解

経鼻栄養チューブの挿入の原理・原則に関して，a. 患者のアセスメント，b. 挿入時の体位，c. 挿入時のチェックポイント，d. 注入時の観察事項を理解する．また，チューブがすでに挿入されている患者では，チューブの位置の確認方法についても理解する．

check 経鼻栄養チューブ挿入時のポイント

1 体位の調整
- 経鼻栄養チューブ挿入時は，半坐位あるいは坐位が望ましい．半坐位や坐位がとれない場合には，頸部が前屈できるように30°までベッドをヘッドアップする．
- ヘッドアップできない場合には，頭から首にかけて小枕を入れて頭側高位にし，頸部を前屈させるようにする．
- 水平仰臥位の場合は，頸部の位置から気道が確保された状態になり，気管側にチューブが入りやすくなる．

2 チューブを留置する位置
- 経鼻栄養チューブが咽頭で正中線と交差しないようにする．
- 咽頭で交差したチューブは喉頭蓋の閉鎖を邪魔するため気道防御ができなくなり，誤嚥のリスクが高くなる．
- 左鼻腔から挿入するときには咽頭部左側に，右鼻腔から挿入するときは咽頭部右側に留置する．

3 チューブ挿入時の顔の向き
- 経鼻栄養チューブを挿入するコツとして，顔の向きを挿入しようとする側と反対に向けることで挿入しやすくなる．

4 チューブ挿入位置の確認方法
- 胃に挿入されたことを確認する方法として以下がある．
a. 胃内容液の採取
b. 胃内容液かどうかの判断がつかない場合にはpH測定し，試験紙によりpH5.5以下の確認を行う．気道吸引物はpH7以上である．ただし，制酸剤やH_2受容体拮抗薬などによって，pH値は影響を受けるため，注意する．
c. X線撮影
d. 二酸化炭素検出器でチューブの先端の二酸化炭素の測定

看護師―看護師

食事介助中，応援要請を行わないで患者のそばを離れたことによる誤嚥

認知症の80代の女性患者Nさん．昼食の時間となり，担当看護師は，Nさんのオーバーテーブルに食事をセッティングした．そのとき，ナースコールが鳴ったため，一時的にNさんの部屋から離れて，5分ほどして戻ったところ，Nさんはベッド上でもがき，誤嚥していた．

Nさんの口にはおにぎりが詰まっていた．セッティングしてあったトレイからおにぎりをつかみ，自分の口に運んだようであった．Nさんは食事前に義歯を装着する必要があったが，義歯はまだ装着されていなかった．

問題点

- 認知症患者の食事の見守りや介助について，適切にアセスメントができていなかった．
- Nさんには認知症があり，食事の見守りが必要であったにもかかわらず，食事をセッティングした状態でNさんから目を離してしまった．
- 食事をセッティングした状態でNさんの部屋から離れた場合のリスクについて考えていなかった．
- 義歯を装着しない状態で食事を摂取した場合のリスクについて考えていなかった．

チェックポイント

- ★ 認知症の中核症状（記憶障害，見当識障害，理解・判断力の障害，失語・失認・失行）や行動・心理症状（behavioral and psychological symptoms of dementia：BPSD）（暴力・暴言，介護拒否，異食，幻聴・幻味・幻臭，徘徊，弄便など）をふまえながら，食事中に想定されるリスクのアセスメントを行う．
- ★ 食事の見守りや介助が必要な患者については，すこしの時間であっても患者を1人にしない．
- ★ 患者から離れる必要がある場合には，患者に説明し，食事を患者の手の届かないところにいったん置き，患者が勝手に食事を開始することがないようにする．
- ★ 義歯を装着し，手洗いをすませるなど，食事がいつでも開始できる準備をしてから，オーバーテーブルに食事をセッティングする．

一言アドバイス

1 食事の介助・見守り

　誤嚥のリスクがあり，見守りや介助が必要な患者の食事介助に入るときは，チームメンバーにそのあいだは手が離せない状態になることをあらかじめ伝え，応援を依頼する．

2 リスクを予見した行動

　患者からどうしても離れなければならないときは，リスクを予見して，環境を整えてから離れる．

3 認知症の症状がもたらす食行動の変化

　脳血管性認知症，アルツハイマー型認知症，レビー小体型認知症，前頭側頭型認知症のそれぞれについて，食行動の変化に関する特徴がみられる．症状に応じて，食環境を整え，楽しく，安全に食事をとることのできる工夫やサポートを行う．

①**脳血管性認知症**

　脳血管障害によって細胞が壊れた部位の機能が低下する．このため，嚥下に関連する部位に障害を受けていると，食べたい意欲があっても，嚥下障害が生じることがある．障害の部位に応じて現れる機能低下への対応を行う．

②**アルツハイマー型認知症**

　記憶障害により，症状が進むと，同じことを何度もくり返して質問したり，食事のエピソード記憶が障害され，食べたことを忘れて，食べてないと訴えたり，食事を何度もとろうとしたりする．

　ただし，過去の記憶は残っているので，これまで自分で調理し，自分で盛り付ける習慣のあった患者は，目の前に料理を出されたとき，食べ物をより分けたり，お皿に移したりすることがあり，傍から見ると，一見，遊んでいるように見えることがある．

　また，目の前に食事を出されても，食事と認識できず食べ始められないことがある．加えて，食事の手順や食事のための道具（箸，フォーク，スプーンなど）の使い方がわからなくなり，手でつかむこともある．その他，味覚が低下し，甘いものや味の濃いものを好むようになり，薄味のものは食べなくなることもある．

③**レビー小体型認知症**

　幻視により，黒ゴマなどの粒が虫に見え，食べられなくなってしまうことがある．また，視空間認知障害がある場合，目の前にある

ものが見えていてもそこにあると認識できず，お皿ではないところをスプーンですくう行為が見られる．

パーキンソン症状がある場合には，咀嚼や嚥下に支障をきたすだけでなく，食べ物をスプーンですくえなかったり，口に運べなかったりすることがある．

④前頭側頭型認知症

前頭葉や側頭葉の萎縮により，自身の欲求の抑制がきかなくなり，食行動に異常が起こる．たとえば，他人の食事をとりあげて食べてしまったり，食べ物ではないものを口に運んでしまったり，売店でお金を払わずに食品を手にとってきてしまうことがある．

特定の時間に，特定の食べ物しか食べない，といった強いこだわりが現れることもある．また過食や早食い，飲み込まないうちに口にたくさん詰め込む，見境なく食べるなど，食事中に喉をつまらせて窒息する危険性もある．

4 義歯の装着

食べ物を咀嚼し，食道に食物を送るための義歯の装着は，誤嚥予防のために非常に重要である．しかし，認知症患者は食事時に義歯の装着を嫌がることがある．この場合には，上顎の義歯だけでも装着する．

なお，義歯が患者の口とあっていない場合には，咀嚼や嚥下に支障をきたすため，義歯があっているかどうかの確認を怠らないようにする．

---

column　新オレンジプラン

2015（平成27）年1月に「認知症施策推進総合戦略〜認知症高齢者等にやさしい地域づくりに向けて〜（新オレンジプラン）」が策定された．新オレンジプランは，いわゆる団塊の世代が75歳以上となる2025年までを対象期間とし，①認知症への理解を深めるための普及・啓発の推進，②認知症の容態に応じた適時・適切な医療・介護等の提供，③若年性認知症施策の強化，④認知症の人の介護者への支援，⑤認知症の人を含む高齢者にやさしい地域づくりの推進，⑥認知症の予防法，診断法，治療法，リハビリテーションモデル，介護モデル等の研究開発及びその成果の普及の推進，⑦認知症の人やその家族の視点の重視の柱に沿って施策を推進していくこととしている．

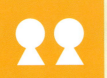

新人看護師―先輩看護師
特筆すべき事項の報告忘れ

　認知症の入院患者Oさん．徘徊がみられることから，ベッド周囲に離床センサーを設置していた．ただし，Oさんの家族が見舞いに来ているあいだは，離床センサーの電源スイッチをオフにしてよいということがプライマリーナースの看護計画に記載されていた．

　勤務交代の時刻となり，新人看護師Pが患者の部屋を訪室したところ，家族が面会に来ていた．新人看護師Pは，「離床センサーのスイッチはオフにしておきますので，お帰りになるときは，ナースステーションにいる看護師もしくは私に声をかけてくださいね」と家族に声をかけ，病室を離れたが，その後，家族から声かけはなかった．勤務終了時刻になったので，新人看護師Pはその日の業務を終えた．しかし，新人看護師Pは，家族が面会中であることを次に担当を引き継ぐ先輩看護師Qに申し送りしなかった．

　その先輩看護師Qがラウンドのために Oさんの部屋を訪室したところ，離床センサーはオフのままになっており，Oさんがいなくなっていた．院内のあちこちを探したがOさんは見つからず，しばらくして病院の近くの交番から「患者を保護している」という連絡が入った．

　Oさんの家族が来客の対応のために，1時間ほどOさんの部屋を離れて院内の喫茶店に行っていたときの出来事であった．

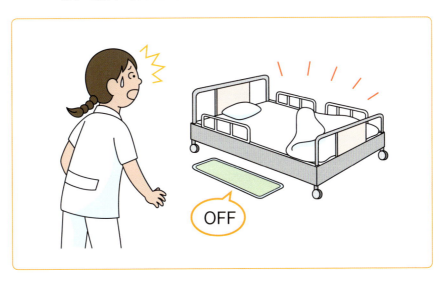

問題点

- 新人看護師Pは徘徊のリスクがあるOさんの環境について，十分にアセスメントできていなかった（例：家族が席を外し，その際に離床センサーのスイッチをオンにし忘れる可能性があることなど）．
- 新人看護師Pは病棟を離れる前に，徘徊リスクのあるOさんのセンサーは家族が面会中でオフになっていることについて，次に引き継ぐ先輩看護師Qに報告をしなかった．
- 新人看護師Pは家族に対し，会話が可能で，意識が清明であっても，常に徘徊のリスクがあることについて正確に伝えることができていなかった．
- 新人看護師Pは，家族が帰宅するときの注意事項については説明したが，一時的にベッドサイドを離れる場合の注意事項と対応については説明しなかった．

チェックポイント

★ 見守りがあるときはセンサーを一時的に解除するが，見守りができないときはセンサーをオンにする必要があることを家族に伝える．また，センサーは，本人の行動を制限するための拘束手段として用いるのでなく，本人の歩きたい，動きたいという行動欲求を早期に感知し，そのサポートのために活用することについても説明する．

★ どのようなときに徘徊が起こるか，また徘徊への対応方法について，家族に説明し，協力を得る．
（例）
- 見当識障害がある場合には，トイレに行こうとして，場所がわからなくなり，戻れなくなったり，また記憶障害がある場合には，トイレに行ったあとに，どうしてここにいるのかわからなくなってしまうことがあるので付き添う．
- いらいらしていたり，そわそわ落ち着きがないようなときには，病院に居心地の悪さを感じ，安心できる場所に行きたいと思っている，あるいは夕飯の用意などのために家に帰らないといけないと感じているサインであり，病室から離れる可能性が高い．このようなときには，居心地のよい，安心できる環境を整えるとともに，気持ちを受け止めたうえで興味をそらす．嘘や曖昧な返事はかえって，本人の不安を強める結果となるので留意する．前頭側頭型認知症では，決まった時間に決まった行動をするといった症状が現れる．その際，一緒に付き添う．
- 過去の習慣の再現として，幼い子どもがいる認識で子どもを送り迎えに行こうとする行動が見られる場合には，「今日は，代わりに私が迎えに行くので，ここでゆっくり休んでいてください」といったよ

うに，本人の意図が達成できるような声かけを行う．
- 徘徊を無理矢理止めたり，叱責したりすると，かえって悪化をまねく．本人が落ち着くまで一緒に歩き，安静の指示が出ている場合には，「気分転換にお茶でもしましょう」と誘ってみたり，本人の興味があることに関心をそらせる．

★ あらかじめ帰宅時刻を確認し，その時刻になっても家族から連絡がない場合，状況を確認するようにする．

★ 次の看護師に引き継ぐときには，患者のセンサーがどのような状態になっているかを申し送る．

★ 徘徊する可能性がある場合には，寝衣の内側や靴などに名前と連絡先を書いたワッペンを縫い付ける．お守り袋の中に名前と連絡先を入れてお守り袋を首からかけたり，寝衣のズボンなどに縫い付ける．

一言アドバイス

1　徘徊に対する知識
徘徊の原因と対応について理解する．

2　安易な判断をしない
家族が患者をみていてくれるから大丈夫と思い込まない．

3　家族への説明
家族に，徘徊が起こりやすい状況や時間，徘徊によるリスク，徘徊の対応について説明する．

check　認知症患者対応のポイント

物をとられたなどの被害妄想については，感情的な対応をしたり，否定したりしない．患者の話をよく聴き，紛失したものを一緒に探し，見つかったときには，患者と一緒に喜び，患者の気持ちに共感する．

異食がある患者に対しては，危険なものは患者の行動範囲には置かないようにする．異食をしている現場を発見したときは，まず口に入れたものを吐き出させる．この場合，別の食べ物（飴など）と交換すると，口に入れたものを外に出しやすくなる．排泄物やおむつなどを食べていたときは，すみやかにそれらを患者から離し，医師に相談する．

看護学生―薬剤師らの医療専門職（患者情報について）

患者情報が伝達されなかったことによる禁忌薬の処方

　救急外来から帯状疱疹で入院となった女性患者のRさん．入院当日，看護学生Sの問診時に，Rさん本人から「妊娠している可能性があり，またそのことは内密にしてほしい」ということが伝えられた．看護学生SはRさんとの約束を守り，担当看護師にRさんの妊娠情報については報告しなかった．

　薬剤師はこの事実を知らないまま，医師の処方に基づき，内服薬の自己管理について指導を行った．

　3日後にRさんは退院したが，2週間後，「おなかがはって痛い」との主訴で救急外来を受診し，切迫流産と診断された．内服薬を確認したところ，妊婦に禁忌である非ステロイド抗炎症薬（NSAIDs）と消化性潰瘍治療薬のミソプロストールを服用していたことが判明した．

問題点

- 看護学生Sは，Rさんからの「内密にしてほしい」との希望により，Rさんが妊娠している可能性があるという情報を担当看護師や担当教員に報告しなかった．
- 看護学生Sは，Rさんが妊娠しているときに服用してはならない薬剤が存在することに気づいておらず，内服の継続が重大な問題につながることを自覚できていなかった．
- 薬剤師や医師もRさんの妊娠情報について，十分に把握しきれていなかった．

チェックポイント

- ★ 患者から内密にしてほしいと言われても，患者の治療に影響したり，生命に直結したりするような事柄については，担当看護師や担当教員に報告する．
- ★ 妊婦や胎児に重大な影響を与える薬剤が存在することを認識する．
- ★ 妊娠可能年齢の女性を治療する際には，妊娠の有無や薬剤の安全性について主治医を含め，医療チーム内で情報を共有する必要がある．

一言アドバイス

1 守秘義務と情報の報告

「看護者の倫理綱領」には，「看護者は守秘義務を遵守し，個人情報の保護に努めるとともに，これを他者と共有する場合は適切な判断のもとに行う」とある．したがって，妊娠にかかわる情報に代表されるような患者の治療や生命に影響する情報は，医療チームで共有すべき情報であり，担当看護師や担当教員に報告する必要がある．

2 妊婦に重大な影響を与える薬剤

NSAIDsは予防薬を併用しない場合，高率に胃潰瘍を引き起こすことが明らかにされている．NSAIDsによる胃潰瘍の予防に関して最も有効性が報告されている薬剤は，プロスタグランジン（PG）E_1製剤であるミソプロストールである．NSAIDsは流産の危険性を高め，とくに妊娠初期の服用は避けるべきとされている．また，ミソプロストールは，子宮収縮作用があり，流産の危険性がある．

3 医療チームでの情報共有

患者の妊娠情報や，アレルギー情報など，重要な患者のプロフィールを多職種で共有することが重要である．これらの情報を把握した看護学生は，ただちに担当看護師に報告し，医療チームで情報共有されるようにすることが重要である．

---

check 疾病における禁忌薬

疾病によって，患者に投与してはいけない薬剤（禁忌薬）が存在する．おもな疾病の禁忌薬を表に示す．患者の内服薬を確認する際には，患者の疾病と処方されている薬剤を照らし合わせ，禁忌薬が処方されていないかどうか留意する．

表 疾病ごとの禁忌薬の例

疾病	禁忌薬
消化性潰瘍	非ステロイド抗炎症薬（NSAIDs），アセトアミノフェン（鎮痛薬），抗血栓薬・抗血小板薬，抗リウマチ薬（オーラノフィン，イグラチモド），自律神経作用薬（ベタネコール塩化物，アクラトニウムナパジシル酸塩）など
血栓・塞栓症	糖尿病治療薬（メトホルミン塩酸塩，ピオグリタゾン塩酸塩），骨・カルシウム代謝薬（ラロキシフェン塩酸塩，バゼドキシフェン酢酸塩），女性ホルモン製剤（エストラジオール，結合型エストロゲンなど）など
心不全	非ステロイド抗炎症薬（NSAIDs），オピオイド，アセトアミノフェン（鎮痛薬），コデインリン酸塩（鎮咳薬），中枢神経系用薬（ハロペリドール，リチウム，マジンドール），β遮断薬，Ca拮抗薬，抗コリン薬など

看護学生―医師(治療・診断において)
医師の指示からの情報収集におけるアセスメント不足

　Tさんは，心原性脳塞栓症の治療のため，抗血栓薬(ワルファリンカリウム)を服用している．医師のSOAP記録には，その治療に関する情報だけでなく，「転倒・転落にはくれぐれも注意」と記載されていた．

　看護学生Uは，前日に医師の記録などから情報収集を行い，「転倒・転落の防止」に関する看護計画を立案した．

　次の日の朝一番にTさんの部屋を訪室したところ，Tさんがベッドから転落していた．Tさんに声をかけたところ，「物を取ろうとして，ベッドから落ちてしまいました．頭を打ったようですが，痛みもないし，動けるので大丈夫です」と返答があり，意識も清明であった．

　Tさんの状態を確認したところ，バイタルサインに変動はなく，外傷も見られなかった．Tさんは，ふらつくことなく，自力でベッドに戻ることもできたため，看護学生Uは自分の立案した看護計画をもとに「問題なし」と判断し，担当看護師や担当教員にその転落について報告をしなかった．

　午後の実習が終わるころ，突然，Tさんから「頭が割れるように痛いです」というナースコールがあった．あわてて訪室すると，Tさんは嘔吐していた．Tさんは転落による頭蓋内血腫を発症していた．

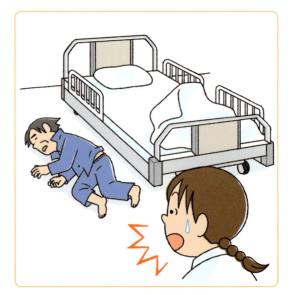

問題点

- 医師が SOAP 記録に「転倒・転落にはくれぐれも注意」と記載していたが，抗凝固療法との関連についてアセスメントができていなかった．
- その結果，抗凝固療法施行中の患者に対する転倒・転落発生時の対応について，掘り下げた計画立案ができていなかった．
- 患者の転落時に看護計画に沿って観察し，「問題なし」と自己判断したが，それを担当看護師や担当教員に報告しなかった．

チェックポイント

★ 抗凝固療法中の患者について起こりうるリスクのアセスメントを行う．
★ 抗凝固療法中の患者が転倒・転落を起こした場合に，通常の転倒・転落とは異なる留意点を整理する．
★ 患者が転倒・転落をきたした場合は，自己判断をせずに，必ず担当看護師や担当教員に報告する．

一言アドバイス

1 抗凝固療法中の患者のリスク

抗凝固療法で投与されるワルファリンカリウムは，ビタミンKのはたらきを抑え，血液を固まりにくくし，血栓ができるのを防ぐ役割がある．このため，一見，軽微な外傷であっても，出血が持続する危険性がある．

2 頭蓋内出血患者の初期症状

頭蓋内出血の初期には，患者の意識や症状がはっきり現れない時間帯があり，これを「意識清明期」とよぶ．症状が軽微であっても，重篤な頭蓋内出血が進行していることがあるため，経時的に慎重に経過を観察する必要がある．

check 抗凝固療法を行っている患者への指導のポイント

自己判断で服用を中止したり，用法・用量を変更したりすると，出血のリスクや静脈血栓症（深部静脈血栓症，肺塞栓など）や心房細動からの脳塞栓（心原性脳塞栓）の発症のリスクが高まる．処方された用量および指示された用法を守って服薬するよう指導する．

内出血や血尿・血便がみられたり，鼻出血・歯茎からの出血が持続したり，悪心・嘔吐症状が出現したときには相談するように伝える．また，同様に転倒やどこかにぶつけた場合なども申し出るように伝える．

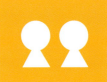

看護師―臨床工学技士
ルールの逸脱，コミュニケーション不足による患者誤認

　透析センターで，東病棟の2名の患者の透析が同時刻に行われる予定になっていた．患者Vと患者Wは，看護師の付き添いのもと，東病棟から透析センターに移動した．新人看護師Xは臨床工学技士Yに，患者Vと患者Wの主治医からの透析指示を手渡し，「お願いしますね」とだけ声をかけ，病棟に戻った．

　臨床工学技士Yは，患者Vの指示書を確認し，患者Wに「Vさんですね」と尋ねたところ，「はい」と返事をしたので，患者Vの指示書に基づいて除水量の設定を行った．患者Wは普段補聴器を使用していたが，このときは補聴器を装着していなかった．

　臨床工学技士Yは，もう1人の患者Vに対し，患者確認を行わずに，患者Wの指示書に基づいて除水量を設定した．透析開始後，しばらくして，患者Vのモニターのアラームがなり，透析センターの看護師がかけつけたところ，心室細動（VF）が出現していた．その看護師が患者Vの指示を確認したところ，除水量の設定が誤っていることに気づいた．

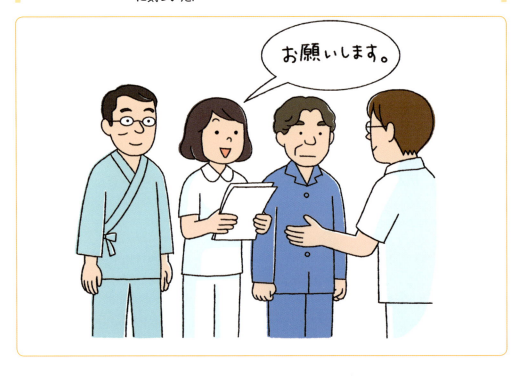

問題点

- 新人看護師Xと臨床工学技士Yは患者受け渡しの際に，患者が名乗ったフルネームと指示書に記載されたフルネームが一致しているかどうかを確認しなかった．
- 新人看護師Xは，病棟を離れる前に，患者Wが補聴器を装着していないことを確認しなかった．
- 新人看護師Xは臨床工学技士Yに，患者Wには難聴があり，補聴器を装着しないとよく聴こえないということを伝達しなった．
- 臨床工学技士Yは患者V，患者Wの双方に対してフルネームを名乗らせ，患者が提示したフルネームと，指示書に記載されたフルネームが一致しているかどうかを確認しなかった．

チェックポイント

★ 患者誤認防止のための手順を確認し，遵守する．
★ 難聴患者におけるコミュニケーションエラーのリスクに留意する．
★ 多職種への患者申し送りの際の患者確認についても，施設内のルールに則る．

一言アドバイス

1 フルネームでの確認

　患者誤認はあってはならない医療過誤である．患者誤認を防ぐには，患者にフルネームを名乗らせるとともに，そのフルネームが医療者の手元にある患者のフルネーム情報（指示書，電子カルテ，ラベル内のフルネームなど）と一致しているかどうかを確認する必要がある．フルネームによる患者確認は，院内のすべての部署に求められる基本原則であり，徹底が求められる．

　また，フルネームの確認のみでは，同姓同名患者の誤認を防ぐことができないため，生年月日やID番号など2つ以上の識別子を用いて確認することが推奨されている．

2 患者自身が名乗ることによる確認

　高齢患者や難聴患者は，自分の名前をよばれたと感じると，それが曖昧であっても返事をしてしまうことがあるので，必ずフルネームを名乗らせて確認する必要がある．

3 患者情報の申し送り

　視覚・聴覚障害，認知機能障害など，コミュニケーションエラーを引き起こす可能性のある患者情報については，申し送り時に必ず伝達する．

看護師国家試験過去問題（解答・解説）

問題
■ 感染性廃棄物の廃棄容器に表示するのはどれか．　　　　　　　　　　　（103回・午前18）

1. 　2. 　3. 　4.

解説
1. ○　2. ×　3. ×　4. ×

感染性廃棄物の廃棄容器に表示するマークは1である．マークの色によって廃棄するものを分別している（黄色：注射針など鋭利なもの，橙色：血液が付着したガーゼや包帯など固形状のもの，赤色：血液・汚物など液状・泥状のもの）．

正答　1

問題
■ 病院における医療安全管理体制で正しいのはどれか．　　　　　　　　　（103回・午後75）
1. 特定機能病院の医療安全管理者は兼任でよい．
2. 医療安全管理のために必要な研修を3年に1度行う．
3. 医療安全管理のための指針を整備しなければならない．
4. 医薬品安全管理責任者の配置は義務づけられていない．

解説
1. ×　2. ×　3. ○　4. ×

特定機能病院には，専任の医療安全管理者を配置することが義務づけられている．医療法で医療安全管理のための職員研修の実施が定められている．しかし，3年に1度という規定はなく，必要に応じて開催する．病院に対しては，医療法で医療安全管理のための指針の整備が定められている．医療安全管理体制として，医療法で医薬品安全管理責任者の配置が義務づけられている．

正答　3

問題
■ 情報の管理について適切なのはどれか．　　　　　　　　　　　　（103回追加試験・午後75）
1. 頻繁にお見舞いに来る患者の友人から病状を聞かれたので説明した．
2. 個人情報を記載した勉強会資料の下書きはシュレッダーで処分した．
3. 勉強会の資料を作成するために個人情報の入ったUSBメモリを自宅に持ち帰った．
4. 診療録と看護記録の記載が異なっていたので，診療録に合わせて看護記録を修正した．

解説
1. ×　2. ○　3. ×　4. ×

患者の病状はプライバシーにかかわることであり守秘義務違反にあたるため，安易に質問に答えてはならない．個人情報を記載した勉強会資料の下書きは，個人情報の漏洩を避けるためシュレッダーで処分する．個人情報の入ったUSBメモリは，施設外に持ち出してはならない．診療録に合わせて看護記録を修正する行為は記録の改ざんとみなされる．

正答　2

問題
■ 麻薬の取り扱いで正しいのはどれか． (107回・午後40)
1. 看護師は麻薬施用者免許を取得できる．
2. 麻薬を廃棄したときは市町村長に届け出る．
3. アンプルの麻薬注射液は複数の患者に分割して用いる．
4. 麻薬及び向精神薬取締法に管理について規定されている．

解説
1. ×　2. ×　3. ×　4. ○

　麻薬の施用者の申請ができるのは，医師，歯科医師，獣医師である．麻薬を廃棄したときは，廃棄後30日以内に都道府県知事に届け出なければならない．注射液は，複数の患者に分割して用いることは管理面，衛生面に問題がある場合は避けねばならず（病院・診療所における麻薬管理マニュアル），分割して用いることは必ずしも推奨されているわけではない．麻薬は，「麻薬及び向精神薬取締法」によって管理方法が規定されている．

正答　4

問題
■ 抗癌薬を末梢静脈から注入している患者が刺入部の痛みを訴えたため，看護師は直ちに注入を中止した．予期した危険性はどれか． (95回・午前80)
1. 血管外漏出
2. 感染
3. 血栓形成
4. アレルギー反応

解説
1. ○　2. ×　3. ×　4. ×

　抗癌薬は細胞毒性のため，血管外漏出では炎症や壊死を生じ，刺入部痛（ピリピリした感じ），周辺部の発赤，腫脹がみられる．この場合，ただちに投与を中止し，留置針に残っている薬液を吸ってから，針も一緒に抜き，漏出した部位のある手や足を高く上げる．

　また抗癌薬の種類によって適切な処置（例：ステロイド軟膏の塗布，局所注射，冷湿布の貼用，ステロイドの投与）を行う．

正答　1

問題
■ 医療法で医療機関に義務付けられているのはどれか． (104回・午前74)
1. 医療安全管理者の配置
2. 厚生労働省へのインシデント報告
3. 患者・家族への医療安全指導の実施
4. 医療安全支援センターへの医療事故報告

解説
1. ○　2. ×　3. ×　4. ×

　医療機関（特定機能病院，臨床研修病院）には，専任の安全管理者の配置が義務づけられている．インシデント報告は，すべての医療機関に報告が義務づけられているわけではなく，また報告は厚生労働省ではなく公益財団法人日本医療機能評価機構に行う．患者・家族への医療安全指導は，医療機関の役割ではなく，国や都道府県，保健所設置市および特別区が担うべき役割である．2015（平成27）年に，医療法の改正により医療事故調査制度が開始された．死亡または死産において病院管理者（病院長）が予期せぬものと判断した場合のみ，民間の第三者機関である医療事故調査・支援センターに報告することを義務づけている．

正答　1

問題
■ 医療における安全管理のシステム設計の原則で正しいのはどれか．　　　　　　(104回・午後72)
1. 個人の反省を促す．
2. 人の記憶力を重視する．
3. 作業のプロセスを標準化する．
4. いくつかの業務を同時に実施する．

解説
1. ×　2. ×　3. ○　4. ×

システム上の問題は，個人の反省を促すことで解決するものではなく，安全管理にはつながらない．人の能力には限界があり，記憶に関連するヒューマンエラーも多く発生している．人の記憶力に頼らないシステムを構築すべきである．作業プロセスを標準化することは，人が行う記憶，判断，動作などの作業が容易なものとなり，エラーが発生する確率の低下につながる．人は同時に複数の課題を処理することができないため，複数の業務を同時に実施することはヒューマンエラー発生の要因となる．

正答　3

問題
■ 針刺し事故対策で最も適切なのはどれか．　　　　　　(105回・午前40)
1. 針刺し部位を消毒液に浸す．
2. 注射針のリキャップを習慣化する．
3. 事故の当事者を対象にした研修を行う．
4. 使用済みの針は専用容器に廃棄することを徹底する．

解説
1. ×　2. ×　3. ×　4. ○

針刺し事故を起こしてしまった場合は，針刺し部位をただちに流水と石けんで十分に洗浄する．使用後の注射針は，針刺し事故の危険があるため原則としてリキャップをしない．事故防止のためには，事故の当事者のみに研修を行うのではなく，関係するすべての者を対象に行うべきである．そして，使用済みの針を専用容器に廃棄することを徹底することが，事故防止の最も有効な対策である．

正答　4

問題
■ 医療安全と関連する方法の組合せで誤っているのはどれか．　　　　　　(105回・午前64)
1. 院内感染対策————プライマリーナーシング
2. 事故防止対策————インシデントレポート
3. 医療の質の保証————クリニカルパス
4. 手術時の安全対策————タイムアウト

解説
1. ○　2. ×　3. ×　4. ×

プライマリーナーシングとは，看護方式の1つで，1人の患者の入院から退院までをとおして特定の看護師が継続して受け持つ方式である．患者・家族との関係が深まりやすく，きめ細かな看護を提供できるが，院内感染対策とは直接の関係はない．

インシデントレポートとは，事故の再発予防のためにインシデントを報告するものである．患者安全の確保，事象の共有，透明性の確保，事象に対する支援，システムの改善を目的としており，事故防止対策につながる有用なシステムである．

クリニカルパスとは，治療やケアなどの項目を縦軸，時間を横軸にとったマトリックスで構成される標準診療計画である．現今の医療水準で最善とされる医療内容を標準化することにより，医療の質の保証につなげる．

タイムアウトとは，手術の際に主治医や麻酔科医，看護師など手術にかかわるスタッフが一斉に手を止め，患者や手術部位，術式などを確認することである．手術時の安全対策として用いられる．

正答　1

問題
■ 医療事故発生時の対応で**適切でない**のはどれか. 　　　　　　　　　　(99回・午後38)
1. 患者の安全の確保
2. 事故に関わる物品の保全
3. 発生状況の記録
4. 発生部署内での解決

解説
1. × 　2. × 　3. × 　4. ○

医療事故発生時は，患者の安全の確保を最優先に行う．そして，事故原因を解明するためにも，事故を引き起こした可能性がある医療器具・機器，医療材料や薬剤などは，発生時の状態のまま保全しなければならない．また，医療事故にかかわる記録の改ざんが行われないように，記録を保全することも必要となる．医療事故の対応は，施設全体で取り組むべきことであり，決して発生部署内でとどめてはいけない．

正答 4

問題
■ Fowler〈ファウラー〉位で食事を摂るときの姿勢で誤嚥を予防するのはどれか. 　(107回・午後17)
1. 頸部側屈位
2. 頸部前屈位
3. 頸部後屈位
4. 頸部回旋位

解説
1. × 　2. ○ 　3. × 　4. ×

食事の際の体位は，気管に食物が入り込まないように気をつけることが基本である．Fowler〈ファウラー〉位では食物が気管に入らないように，頸部前屈位として食道と気管に角度をつけて誤嚥を予防する．

正答 2

問題
■ A病院の組織図を図に示す．

医療安全管理を担う部門が，組織横断的な活動をするのに適切な位置はどれか. 　(107回・午後66)
1. ①
2. ②
3. ③
4. ④

解説
1. × 　2. ○ 　3. × 　4. ×

医療安全管理を担う部門は，問題が発生した場合の原因の調査と分析，再発防止策の策定と周知などを担う．①は病院組織の管理責任者を示す．②は特定の部門や部署に属さずに横断的に活動できるため，医療安全管理部門の位置として適切である．③は各部門の長を示し，④は各部門の構成員を示している．

正答 2

■ 問題
■ Aさん（85歳，女性）．左側の人工股関節置換術後10日である．日中は看護師の援助によって車椅子でトイレまで行くことは可能であるが，夜間はポータブルトイレを使用している．
Aさんの夜間の療養環境を整える上で適切なのはどれか． (107回・午後37)
1. 足側のベッド柵は下げておく．
2. 着脱しやすいスリッパを用意する．
3. ポータブルトイレはAさんのベッドの右側に置く．
4. 移動時につかまれるようにオーバーテーブルを整える．

◆ 解説
1. ×　2. ×　3. ○　4. ×

日中も看護師の援助によって車椅子でトイレに行っている状態であり，完全に自立できているわけではない．そのため，ベッド柵を下げておくと転倒・転落のリスクが高くなる．
スリッパは滑りやすく，転倒のリスクが高まる．院内では転倒予防のシューズを使用することが望ましい．
ポータブルトイレは患者の健側，使用しやすい位置に置くことが望ましい．
オーバーテーブルには通常キャスターが取り付けられており，移動時につかまると転倒のリスクが高まるため，ベッド柵などしっかりと固定されているものにつかまるようにする．なお，ストッパーがついているオーバーテーブルであれば，必ずストッパーがかかっているかを確認する．

正答 3

■ 問題
■ 血液の付着した注射針を廃棄する容器はどれか． (104回・午前39)
1. 黄色バイオハザードマーク付きの容器
2. 橙色バイオハザードマーク付きの容器
3. 赤色バイオハザードマーク付きの容器
4. 非感染性廃棄物用の容器

◆ 解説
1. ○　2. ×　3. ×　4. ×

黄色バイオハザードマーク付きの容器は，注射針やカミソリ，メスの刃など鋭利なものの廃棄に用いる．橙色バイオハザードマーク付きの容器は，血液が付着したガーゼや包帯，ディスポーザブルのものなど固形状のものの廃棄に用いる．赤色バイオハザードマーク付きの容器は，血液や汚物，組織など液状・泥状のものの廃棄に用いる．
なお血液が付着したものは感染性廃棄物となり，非感染性廃棄物用の容器に廃棄してはならない．

正答 1

■ 問題
■ 入院患者の本人確認の方法で最も適切なのはどれか． (100回・午前18)
1. 病室でのベッドの位置
2. ベッドネーム
3. ネームバンド
4. 呼名への反応

◆ 解説
1. ×　2. ×　3. ○　4. ×

入院患者の本人確認は，ネームバンドで行うのが最も適切な方法である．病室のベッドの位置やベッドネームでは，ベッドが移動されていたり，患者が間違えて他人のベッドを利用したりしている可能性もあるため，確実ではない．呼名への反応では，患者の聞き間違いや，認知症，意識障害，聴力の低下・聴覚障害などがある場合は異なる名前でも返事をすることがあるため，適切ではない．

正答 3

問題

■ 標準予防策〈スタンダードプリコーション〉において，創傷や感染のない患者への援助で使い捨て手袋が必要なのはどれか．　　　　　　　　　　　　　　　　　　　　　　　　　　　　　　　　　　（107回・午後19）
1. 手浴
2. 洗髪
3. 口腔ケア
4. 寝衣交換

解説

1. ×　2. ×　3. ○　4. ×

標準予防策（スタンダードプリコーション）は，患者の血液，体液（唾液，胸水，腹水，心嚢液，脳脊髄液などすべての体液），分泌物（汗は除く），あるいは粘膜や傷のある皮膚を感染の可能性のある物質とみなし対応することで，患者と医療従事者双方における，院内で発生する感染の危険性を減少させるための予防策である．

口腔ケアでは，唾液や分泌物（喀痰）と接触する機会が多く，手袋の装着が必要である．

正答　3

問題

■ 病床数300床以上の医療機関で活動する感染制御チームで適切なのはどれか．　　　　　（106回・午後10）
1. 医師で構成される．
2. 各病棟に配置される．
3. アウトブレイク時に結成される．
4. 感染症に関するサーベイランスを行う．

解説

1. ×　2. ×　3. ×　4. ○

感染制御チーム（Infection Control Team：ICT）は，専任の医師，看護師，検査技師，薬剤師の多職種で構成される．ICTは病院長直轄の組織として，院内の感染対策全般に横断的にかかわる．ICTは日常的に感染管理活動を行っており，アウトブレイク時のみに結成されるのではない．定期的に院内を巡回して院内感染事例の把握を行っており，サーベイランスはICTの重要な業務である．

正答　4

問題

■ 臥床している患者に対して看護師が手袋を装着して口腔ケアを実施した．
口腔ケア後の看護師の行動で適切なのはどれか．　　　　　　　　　　　　　　　　　　（104回・午前40）
1. 手袋を外し，すぐに新しい手袋を装着して別の患者のケアを行う．
2. 使用した手袋を装着したまま患者の寝衣を交換する．
3. 手袋を装着したまま患者の歯ブラシを洗浄する．
4. 使用した手袋は一般廃棄物の容器に捨てる．

解説

1. ×　2. ×　3. ○　4. ×

歯ブラシや手袋など口腔ケアに使用した物品は患者の唾液が付着しており，感染性があるものとして扱わなければならない．手袋を外したあとは必ず手を洗い，その後に新しい手袋を装着する．口腔ケアで使用した手袋を装着したまま患者の寝衣に触れると，感染を拡大させる危険性がある．上述のとおり，口腔ケアに使用した歯ブラシは感染性があるものとして扱わなければならないため，手袋を装着したまま洗浄する行動は適切である．そして，感染性がある廃棄物は専用の廃棄容器に捨てなければならない．

正答　3

看護師国家試験出題基準(平成30年版)対照表

必修問題

目標Ⅳ.看護技術に関する基本的な知識を問う.

大項目	中項目	小項目	本書該当ページ
15. 患者の安全・安楽を守る看護技術	A. 療養環境	a. 病室環境	p.82, 100, 104
		b. 共有スペース	p.100, 104
		c. 居住スペース	p.100, 104
	B. 医療安全対策	a. 転倒・転落の防止	p.82, 87, 91, 96, 100, 104, 108
		b. 誤薬の防止	p.170, 172, 174, 175, 176
		c. 患者誤認の防止	p.196
		d. 誤嚥・窒息の防止	p.114, 136, 142, 186
		e. 情報伝達と共有・管理	p.9, 47, 72, 144, 189, 192
	C. 感染防止対策	a. 標準予防策<スタンダードプリコーション>	p.127, 131
		b. 手洗い	p.131
		c. 無菌操作	p.133
		d. 滅菌と消毒	p.130
		e. 針刺し・切創の防止	p.121, 131
		f. 感染性廃棄物の取り扱い	p.127, 130

基礎看護学

目標Ⅱ.基礎的な看護技術と適用のための判断プロセスについて基本的な理解を問う.

大項目	中項目	小項目	本書該当ページ
3. 看護における基本技術	G. 安全管理<セーフティマネジメント>	a. 医療安全の概念と安全管理<セーフティマネジメント>	p.2, 19, 31, 42, 57, 70
		b. 誤薬の起こりやすい状況と対策	p.170, 172, 174, 175, 176
		c. 転倒・転落の起こりやすい状況と対策	p.82, 87, 91, 96, 100, 104, 108
		d. チューブ・ライントラブルの起こりやすい状況と対策	p.91, 108, 180, 181, 182, 184, 185
		e. 針刺しの起こりやすい状況と対策	p.127, 131

看護の統合と実践

目標Ⅰ.看護におけるマネジメントの基本について理解を問う.

大項目	中項目	小項目	本書該当ページ
1. 看護におけるマネジメント	E. 医療安全のマネジメント	a. 安全管理体制整備と医療安全文化の醸成	p.57
		b. 医療事故・インシデントレポートの分析と活用	p.20, 49, 61, 74
		c. 多重課題の特徴と対応	p.57, 178

Index

＊太字は看護師国家試験出題基準を示す．

数字，欧文

1患者1トレイ	46, 177
1患者1行為	46
2回チャレンジルール	68
4M5E分析	51
4M分析	51
5E分析	51
ABO不適合輸血	29
ADR	162
ANTS	36
B型肝炎	120
BPSD	153, 186
CALL OUT	69
CHECK BACK	68
CUSS	68
DESCスクリプト	69
EBM	49
fail safe	48
fault tolerant	49
FMEA	52
fool proof	49
HAI	120, 125
Hand-off	69
HFMEA	52
ICT	8, 30, 125
ISBAR	68
ISO	44
JQ	42
KJ法	52
KYT	45, 53
M&Mカンファレンス	61
NOTSS	36
NST	143
p-mSHEL分析	51
PDCAサイクル	34, 42
PPE	126
PSA	3
QA	43
QI	43
RCA	52, 53
RRT	166
RST	143
SBAR	37
SHELモデル	51, 62
SNS	144
SP	127, 131
standard precaution	127, 131
Team STEPPS®	68
VA NCPS	52

あ行

アイエスバー	68
アクシデント	6, 21, 48, 160
アデノウイルス	124
アナフィラキシーショック	137
アラーム	180
アルツハイマー型認知症	187
アレルギー反応	176
安全管理体制整備	57
安全管理部門	5, 71
意識障害	109, 184
移乗	91
移送	91
移動	180, 181
医療安全管理者	5, 35, 47
医療安全管理部門	47
医療安全支援センター	7
医療安全推進	28
──週間	3
──総合対策	4
医療安全対策	31
──加算	7
──検討会議	4
医療安全対策地域連携加算	7
医療安全文化の醸成	57
医療過誤	6, 19, 32, 70
医療関連感染	120, 125
医療行為の拡大	13
医療事故	2, 19, 61, 70
──かどうかが判別しにくい事例	71
──情報収集	9
──情報収集・分析・提供事業	9
──調査	76
──調査・支援センター	7, 11
──調査制度	7, 11, 20
医療訴訟	164
医療の質	42
医療廃棄物	126
医療紛争	19, 32

医療法	5	感染	96
医療メディエーション	37	──経路別予防策	126
医療用不具合モード影響分析	52	──症	125
衣類の着脱	108	──制御チーム	8, 30, 125
胃ろう	116	**──性廃棄物**	127, 130
インシデント	6, 20, 48, 160	──防止対策加算	8
──**レポート**	34, 44, 61, 74	──防止対策地域連携加算	8
インスリン	172	気管切開チューブ	183
インターネット	144	気管挿管チューブ	183
院内救急システム	72	気管チューブ	180, 182
院内救急チーム	166	危険	24
院内報告制度	47	──予知トレーニング	45
陰部洗浄	114	義歯	114, 186
インフルエンザウイルス	121	貴重品	100
ウイルス性胃腸炎	121	気泡音聴取	184
永久気管孔	108	ギャップアプローチ	31, 40,
栄養サポートチーム	143	救急カート	176
エピネフリン	175	救急コール	73
エプロン	131	急速静脈内注射	176
エラー	22	急変	108
──マネジメント	31, 32	行政処分	13
エレベーター	94	**共有スペース**	104
嘔吐	120	**居住スペース**	101
オーバーテーブル	102, 104	禁忌薬	192, 193
オカレンス	21	緊急救命対応システム	73
オキシコドン塩酸塩	174	緊急連絡	72
温タオル	115	勤務体制	14
		クオリティマネジメント	31, 35, 42
		車椅子	91, 96
か行		**経鼻栄養チューブ**	184, 185
介護保険制度	152	軽微な医療事故	70
改訂水飲みテスト	138	外科医のためのノンテクニカルスキル	36
ガウン	131	血液・体液曝露	120
化学療法	101	血管外漏出	176
カス	68	血栓・塞栓症	193
カテーテル	111	下痢	120
カルテ	148, 165	健康管理	120
眼球結膜の充血	120	誤飲	114
環境整備	100, 131	抗悪性腫瘍薬	177
看護記録	164	抗菌薬適正使用支援チーム	9
看護者の倫理綱領	144, 193	抗凝固療法	195
看護職の夜勤・交代制勤務に関するガイドライン	15	抗菌薬	18
患者安全推進年	3	──適正使用支援加算	9
患者誤認	196	──適正使用支援チーム	18
患者の安全を守るための医療関係者の共同行動	3	──適正使用プログラム	18
患者の私物	100, 104, 136		

口腔ケア	114	しびれ	87
口腔内の損傷	114	シャワー浴	109
抗血栓薬	194	重大な医療事故	71
後天性免疫不全症候群	121	重度の医療事故	71
口頭指示	170, 176	重度脳性麻痺児	10
高齢者	83, 89, 111, 142	**手指衛生**	126, 132
誤嚥	114, 136, 186	**手指消毒**	132
——性肺炎	115	循環動態の変化	108
ゴーグル	131	障害物	104
コードブルー	73	消化性潰瘍	193
コールアウト	37, 69	**消毒**	130
呼吸ケアチーム	143	食事介助	136, 142, 186
国際標準化機構	44	食事待ち	137
個人事故	38	食事療法	137
個人情報	144, 147	褥瘡	82
——保護	147, 151	——対策チーム	166
——保護法	144, 148	食物アレルギー	137
個人的エラー	169	寝衣	131
誤挿入	184	新オレンジプラン	188
個人防護具	126, 134	心筋梗塞	109
コミュニケーションエラー	80	寝具	131
コミュニケーション不足	196	人工呼吸器	178, 180, 182
誤薬	171	新人看護職員研修ガイドライン	13
コンフリクトマネジメント	32, 37	身体拘束	152
根本原因分析	52	深部静脈血栓症	166
		心不全	193
さ行		診療報酬	7
再教育研修	13	診療録	164
サイドレール	82	スイスチーズモデル	26
裁判外紛争解決	162	頭蓋内血腫	194
左空間失認	142	頭蓋内出血	195
産科医療補償制度	10	スタット(スタッド)コール	73
酸素吸入	111	**スタンダードプリコーション**	126, 127, 131
酸素チューブ	93	ストッパー	82, 91, 96, 102
酸素ボンベ	94	スリップ	24
酸素流量計	94	スロープ	92
ジアゼパム	170	清拭	114, 182
事故(自己)抜去	157, 182	——消毒	102
自殺企図	102	成人T細胞白血病	121
自傷・他傷行為	102	**セーフティマネジメント**	22
持続点滴	111	セーフティマネジャー	5
実習記録	145, 148	セクシャルハラスメント	158
質の改善	43	**切創**	121
質の保証	43	前頭側頭型認知症	188
失敗	22	洗面台	104

せん妄	102, 153	ドレーン	183
創傷	108	**な行**	
ゾーニング	126	ナースコール	82, 96, 100
組織事故	31, 38	内服薬処方せん	174
た行		なぜなぜ分析	53
体位変換	180, 181, 182	難聴	197
対策立案	51	日本医療機能評価機構	9, 42
帯状疱疹	121, 122	日本看護協会	14
多重課題	64	乳幼児	111
多重業務	178	入浴	108
多床室	105	人間工学	48
脱衣所	108	妊娠	192
ダブルチェック	45, 175	認知症	153, 186, 189, 191
段差	92, 108	──の行動・心理症状	153
チームステップス	36, 68	熱傷	108, 114, 137
チームワーク	66	脳血管性認知症	187
チェックバック	37, 68	脳梗塞	99
窒息	136	脳卒中	109
中心静脈カテーテル	183	ノロウイルス	121
チューブ	181	ノンテクニカルスキル	35, 66
──類のトラブル	108	**は行**	
──類の抜去	91	パーキンソン病	99
杖	106	バイオハザードマーク	130
──歩行	102	徘徊	102, 189
手洗い	131	配膳	136
テープ固定	181	肺塞栓防止対策チーム	166
溺水	108	廃用症候群	82
テクニカルスキル	66	ハインリッヒの法則	26
デスクスクリプト	69	パソコン	148
手すり	87, 96, 107	**針刺し**	131
手袋	131, 134	ハンドオフ	69
電子カルテシステム	148	皮膚損傷	114
点滴	172	ヒヤリ・ハット	9, 20, 35
──スタンド	94	──事例収集・分析・提供事業	9
──チューブ	93	ヒューマンエラー	24, 48
転倒	88, 96, 100, 104, 108	ヒューマンファクター	34
──・転落	32, 55, 82, 91, 99, 194	**病室環境**	104
転倒予防シューズ	82	**標準予防策**	126, 127, 131
トイレ	96	疲労	14
透析	196	フィジカルアセスメント	37
糖尿病	137	風疹	122
動脈ライン	183	フードテスト	138
同名半盲	142	フールプルーフ	49
取り違え	2, 23, 31, 45, 46, 175, 176		

フェイルセーフ	48	——ライン	95
フォールトトレラント	49	床	108
不具合モード影響分析	52	輸血	28, 177
副作用	84	指差呼称	45
復唱確認	45	要因分析	51

ら行

フットレスト	91
プラスチックガウン	135
ふらつき	87
ブラッシング	115
プリセプター	168
米国退役軍人省国立患者安全センター	52
ヘッドアップ	184
ベッド	82, 100, 105
——柵	82
——周り	100
暴言	159
膀胱留置カテーテル	183
報告忘れ	189
法的責任	13
暴力	159
ポータブルトイレ	100
保健師助産師看護師法	13
歩行	87
——器	106
ポジティブアプローチ	31, 41
補聴器	196

ライン	181
ラプス	24
離床センサー	102, 189
リスク	24
——マネジメント	6
——マネジャー	5, 47
利尿薬	89
リネン	129, 131
リモコン	101
流行性ウイルス感染症	120
良肢位	82
ルールの逸脱	196
レジリエンス	31, 39
——エンジニアリング	39
レビー小体型認知症	187
廊下	87, 104, 108
労働環境	14
ワルファリンカリウム	194
ワンショット静注	176

ま行

麻疹	122
麻酔科医のためのノンテクニカルスキル	36
マスク	131
末梢静脈輸液	177
末梢ライン	183
麻痺	82, 85, 87, 88, 91, 94, 96, 97, 102, 116, 142
麻薬	171
ミステイク	25
無菌操作	133
滅菌	130

や行

薬剤の影響	87
薬事法	5
有害事象	19, 108
輸液	172
——ポンプ	172

Basic & Practice
看護学テキスト 統合と実践—**医療安全** 改訂第2版

2013年10月1日	初 版	第1刷発行	
2018年1月26日	初 版	第6刷発行	
2018年11月5日	改訂第2版	第1刷発行	
2023年1月30日	改訂第2版	第5刷発行	

編 集	小林　美亜（こばやし　みあ）
発行人	土屋　徹
編集人	小袋　朋子
発行所	株式会社Gakken 〒141-8416　東京都品川区西五反田2-11-8
印刷製本	凸版印刷株式会社

●この本に関する各種お問い合わせ先
本の内容については，下記サイトのお問い合わせフォームよりお願いします．
https://www.corp-gakken.co.jp/contact/
在庫については　Tel 03-6431-1234（営業）
不良品（落丁，乱丁）については　Tel 0570-000577
　学研業務センター　〒354-0045　埼玉県入間郡三芳町上富279-1
上記以外のお問い合わせは　Tel 0570-056-710（学研グループ総合案内）

©M. Kobayashi 2018 Printed in Japan
●ショメイ：ベーシックアンドプラクティスカンゴガクテキストトウゴウトジッセン―イリョウアンゼンカイテイダイニハン
本書の無断転載，複製，複写（コピー），翻訳を禁じます．
本書に掲載する著作物の複製権・翻訳権・上映権・譲渡権・公衆送信権（送信可能化権を含む）は株式会社Gakkenが管理します．
本書を代行業者等の第三者に依頼してスキャンやデジタル化することは，たとえ個人や家庭内の利用であっても，著作権法上，認められておりません．

本書に記載されている内容は，出版時の最新情報に基づくとともに，臨床例をもとに正確かつ普遍化すべく，著者，編者，監修者，編集委員ならびに出版社それぞれが最善の努力をしております．しかし，本書の記載内容によりトラブルや損害，不測の事故等が生じた場合，著者，編者，監修者，編集委員ならびに出版社は，その責を負いかねます．
また，本書に記載されている医薬品や機器等の使用にあたっては，常に最新の各々の添付文書や取り扱い説明書を参照のうえ，適応や使用方法等をご確認ください．
株式会社Gakken

JCOPY 〈出版者著作権管理機構　委託出版物〉
本書の無断複写は著作権法上での例外を除き禁じられています．複写される場合は，そのつど事前に，出版者著作権管理機構（電話 03-5244-5088，FAX 03-5244-5089，e-mail: info@jcopy.or.jp）の許諾を得てください．

学研グループの書籍・雑誌についての新刊情報・詳細情報は，下記をご覧ください．
学研出版サイト　https://hon.gakken.jp/